养生大咖谈养生

YANGSHENG

《养生大咖》编委会 / 编著

（第三辑）

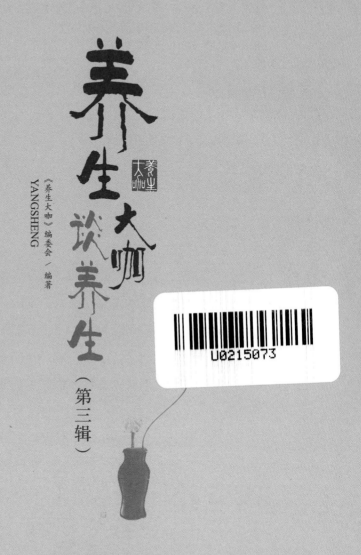

浙江科学技术出版社

图书在版编目（CIP）数据

养生大咖谈养生. 第三辑 /《养生大咖》编委会编
著. — 杭州：浙江科学技术出版社，2018.1
ISBN 978-7-5341-8035-4

Ⅰ.①养… Ⅱ.①养… Ⅲ.①养生(中医)-基本知
识 Ⅳ.①R212

中国版本图书馆 CIP 数据核字（2017）第 323729 号

书　　名	养生大咖谈养生(第三辑)	
编　　著	《养生大咖》编委会	

出版发行　浙江科学技术出版社
　　　　　杭州市体育场路 347 号　邮政编码：310006
　　　　　办公室电话：0571-85176593
　　　　　销售部电话：0571-85176040
　　　　　网　址：www.zkpress.com
　　　　　E-mail：zkpress@zkpress.com

排　　版　杭州兴邦电子印务有限公司
印　　刷　杭州下城教育印刷有限公司

开　　本	710×1000　1/16	印　张	10	
字　　数	150 000			
版　　次	2018 年 1 月第 1 版	印　次	2018 年 1 月第 1 次印刷	
书　　号	ISBN 978-7-5341-8035-4	定　价	42.00 元	

责任编辑　梁　峥　　　　　　**责任校对**　张　宁
责任印务　田　文　　　　　　**特约编辑**　张　鸣

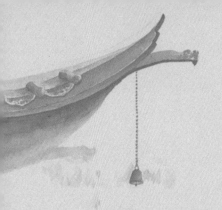

序言

时间过得真快，转眼《养生大咖》栏目已经走过第三个年头，迄今已经推出文章 130 余篇。

关注健康的人越来越多，养生也成了最热门的话题。2015 年 1 月，《养生大咖》栏目应运而生，并从一开始就形成了报纸、微信、图书三位一体的立体宣传模式，取得了叫好又叫座的效果。

《养生大咖》通过记者与大咖面对面访谈，用最通俗的语言、最实用的方法，讲述大咖在自身生活中积累的养生经验。"送子观音何嘉琳""针灸大师方剑乔""推拿高手范炳华"等名医的独家养生经广受读者欢迎。

栏目通过微信公众号"杭州日报养生道"同步推送，总阅读量已达到 300 多万次。《小儿推拿专家许丽教你这些手法，对孩子咳嗽、发烧、便秘都有好处》等多篇原创文章的点击量达到了 10 多万次。

为了让大咖们的养生经为更多人所知，我们精选他们的养生经，先后出版了《养生大咖谈养生》和《养生大咖谈养生（第二辑）》。图书印刷精美，实用性强，广受读者欢迎，先后入选"2016 浙版好书年度榜 TOP30""《中国出版传媒商报》2017 年一季度影响力图书推展"等。

《养生大咖谈养生（第三辑）》同样是《杭州日报》知名栏目《养生大咖》精华内容的汇编。该栏目由《杭州日报》联合浙江省医学学术交流管理中心联合推出，作为品牌科普栏目《相约健康》的延伸产品，坚持简单实用、通俗易懂的原则，通过记者采访、名医口述的方式，利用大咖们在各自领域的专长，以及他们在生活中积累的养生经验，来讲述日常生活中的养生之道。

　　国家级名中医杨少山、余国友、宣桂琪、徐再春、程志清等在全省乃至全国都是知名的医界大咖，他们的独家养生经简单实用，相信你看了一定会有所收获。

　　《养生大咖谈养生（第三辑）》的出版也得到了胡庆余堂国药号、胡庆余堂名医馆的大力支持，在此一并表示感谢！

《养生大咖》编委会

2017年12月

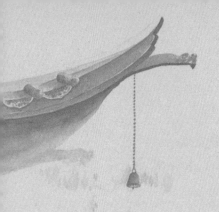

目录

中老年人养生——不必追求复杂，越简单越有效

第一章

王章流　每天必吃黑木耳，每月一天全粥水

消化科名医王章流这样一张一弛养肠胃　/010

过建春　这碗汤为何能成为名医桌上的常客

过建春：初秋常喝这碗汤，可去燥开胃，润肺养心　/014

吕圭源　吃保健品要掌握这个原则

国家保健品评审专家吕圭源教授这样说　/018

邬成霖　天天涂保湿霜喝桑菊饮，他没长过一颗老年斑

省级名中医邬成霖的护肤经值得姑娘小伙儿学　/022

杜尔罡　热敷后按摩眼睑，常吃枸杞薏米炖猪肚

眼科专家杜尔罡几招让你远离眼病　/027

杨少山　94岁高龄还坚持出诊

国家级名中医杨少山的养生经　/031

陈　眉　为什么她一年四季爱用紫砂锅煲杂粮粥

神经内科专家陈眉用这招预防脑功能退化　/035

骆　宏　爱看人物传记和科幻片，爱玩T字谜和养心卡

杭州一位院长骆宏的自创养心方　/039

徐再春　50岁后健身别逞能，少照镜子多看肚子

国家级名中医徐再春说老年人要少锻炼、多保养　/043

黄　挺　椰汁代酒，晚餐略多，辣椒佐菜

看市级名中医黄挺如何吃出健康　/047

龚一萍　身体最缺啥应该问问它——舌头上有一张身体健康的晴雨表

心血管疾病专家龚一萍教你几招看舌头的功夫　/051

董襄国　他每天花 10 分钟做这个动作

　　　　73 岁名中医董襄国红光满面、精神矍铄 /055

程志清　为高血脂、高血压人群奉上秘方——决明枸杞荷楂饮

　　　　国家级名中医程志清的调养之道 /059

女性养生——日常生活中的美丽秘诀

第二章

杨敏春　女性葆青春的秘方既不昂贵也不难求，全在日常生活里

　　　　女中医杨敏春教你养气色 /064

张爱琴　每天食嫩姜两三片，夏季要"热"着过

　　　　中医肿瘤专家张爱琴谈女性夏季养生 /069

张菊芳　梳头通经络，游泳防苹果肌下垂

　　　　美容专家张菊芳教你这样美容 /074

陈丹青　妊娠期不想得糖尿病怎么办

　　　　产科专家陈丹青：饮食要学会"斤斤计较" /078

孟旭莉　很多女性的胸部疼痛竟与不会选内衣有关

　　　　乳腺名医孟旭莉谈女性乳腺健康 /082

顾文平　红花泡水，铁皮煮水

　　　　中医妇科名医顾文平说，这两杯水对女性有益 /087

章　勤　懂得食养补养药养，保持乐观心态，病魔自然会远离你

　　　　省级名中医章勤的妇科养生经 /090

跟着名医学育儿

第三章

马慧娟　乌梅煮水可以敛汗，特别推荐薏米扁豆粥

　　　　儿科专家马慧娟：宅娃度夏先把好饮食关 /096

许　丽　6 岁前每天做推拿，如今 20 岁的女儿基本没生过病

　　　　小儿推拿专家许丽教你这些手法，对孩子咳嗽、发烧、

　　　　便秘都有好处 /101

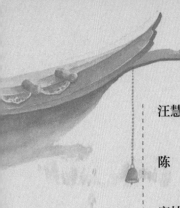

汪慧英　鱼、虾、肉等高蛋白食物吃太多容易过敏

　　　　如今过敏的人越来越多，过敏科医生汪慧英有办法　/106

陈　瑶　8个月大就开始嚼甘蔗，苹果从小就整个啃

　　　　看牙科专家陈瑶是怎么给孩子护牙的　/110

宣桂琪　冬天白萝卜炖橄榄，夏天米醋泡嫩姜

　　　　国家级名中医宣桂琪在育儿路上做减法　/115

黄金城　多吃米饭等主食的孩子不容易脾虚

　　　　一手带大小孙女的市级名中医黄金城的喂养心经　/119

不随意，不刻意，保持健康好习惯

第四章

王　真　呼吸科19位医生没一个抽烟

　　　　如何保持肺部健康，听听呼吸科专家王真的建议　/124

邓清华　癌症的发生与不良生活方式密切相关

　　　　抗癌专家邓清华说，这五种不良生活方式容易让癌症

　　　　找上门　/129

孙元水　过午不食行不行？吃得太素行不行？

　　　　胃肠外科专家孙元水：搞清了这几个肠胃问题，

　　　　就是最好的养生经　/134

李国熊　不喝碳酸饮料，大闸蟹再好吃也只能每次吃一个

　　　　消化内科专家李国熊说养胃那些事儿　/138

何红权　肾是充电板，脾胃是充电器

　　　　市级名中医何红权用花茶靓汤护肾调脾胃　/142

余国友　每个中医都有自己的保健茶

　　　　国家级名中医余国友用这杯茶润燥补气　/146

赵云娥　一条热毛巾是远离干眼症的神器

　　　　眼科专家赵云娥：保护双眼，要学会仰头、闭眼、热敷　/150

施军平　去健身房不如管好嘴，常年只吃七分饱

　　　　肝病专家施军平教你远离脂肪肝　/154

（注：以上各章中的大咖以姓氏笔画排序）

第一章

中老年人养生——
不必追求复杂，越简单越有效

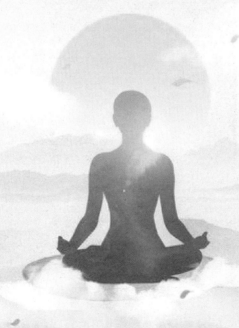

每天必吃黑木耳，
每月一天全粥水

消化科名医王章流这样一张一弛养肠胃

王章流

大咖名片

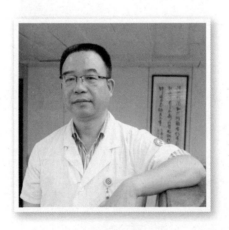

王章流，浙江省新华医院
消化内科主任，浙江省医师协
会消化医师分会常务理事。

高温天采访消化科名医王章流，本来想请他谈谈夏天开胃消食的养生经，他却先给记者看了一组数据——仅一天，浙江省新华医院就有 3 例胆总管结石手术；接下来几天，胆总管结石手术呈持续爆满状态。"很多人都是生活方式出了问题，导致胆总管结石。肠胃养护可以随意，但不可随便。"王章流说。夏天肠胃该如何养，王章流的一些心得蛮实用。

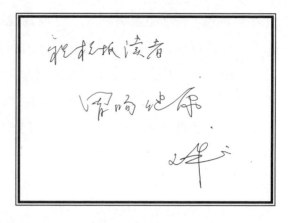

🈷 早饭吃饱，餐后半个小时喝茶

每天 8 点前，王章流就吃完早饭，投入工作状态了；如果手术或者患者比较多，他的时间表还会再往前提一提。"在我们消化内科，在操作台前从早站到晚是常有的事情，有时候，一个上午就要做 30 多个消化内镜检查。所以，消化内科医生几乎没有不吃早饭的。"

王章流的早餐都在单位食堂解决，多年来都是同一个组合——拌面一碗，外加稀粥一碗，干湿结合。"晨起先不进食，让肠胃有饥饿感，然后开始进餐。"王章流说。而平时在门诊中，王章流总结了一下，在胆囊结石患者中，有不吃早饭这一习惯者占到 80% 以上。

"经过一夜大约 12 小时的贮存，胆囊内胆汁中的胆固醇饱和度较高。如果正常吃早餐，胆囊收缩，使胆固醇随着胆汁排出，同时食物刺激胆汁分泌，胆囊内残存的胆汁中的胆固醇饱和度降低，而使结石不易形成；如果不吃早餐，胆囊内胆汁贮存时间过久，导致胆汁中的胆固醇过饱和，进而引起胆固醇沉积，逐渐形成结石。"王章流说。

吃完早饭后半小时，王章流才开始喝茶。"我的体质比较适合绿茶和生普洱，绿茶可以促进肠蠕动，减少油腻食物在胃中的停留时间。但要在餐后半小时再喝，否则会影响消化。"王章流说。他建议绿茶要喝温热的，既不要喝热茶，也不要喝冷茶，温热的茶比冷茶更能解腻，又能保护肠胃。

"很多人平时肠胃蛮好的，在夏天的高温天却频繁拉肚子，甚至在上班路上闹笑话。其实可以追溯一下食物的结构组成，不少人都是吃完早饭后马上喝冷水或者咖啡，冷热交替，使肠胃受到刺激，就会产生腹泻反应。"王章流说。

③ 家中常备黑木耳，尽量不做红烧菜

"我平时吃东西真不怎么讲究，有什么吃什么。"王章流的一日三餐，早、午餐都在单位解决。他选菜的原则是清蒸首选，有黑木耳的菜肴首选，米饭只吃 50 克。

"我们家除了红烧肉之外，很少在做菜的时候放酱油，这和个人的饮食喜好有关。像河鱼之类，我家基本不进门，要吃鱼虾，都会选择海鱼海虾。"王章流说。

王章流的饮食选择是有道理的，在不少消化科及肿瘤科名医眼里，每周吃两次红烧鱼之类的菜肴，会增加患大肠癌的风险。"很多鱼在红烧前需经油炸，经过油炸、烧制等高温处理的动物蛋白和脂肪会产生一种名为'杂环胺类'的前致癌物质。当人们长期食用此类高蛋白、高脂肪食品时，再加上吸烟、生活习惯不良，患癌风险会大大增加。"王章流说。

面对不同的胆囊结石患者，王章流有一条相同的医嘱：饮食要以清淡为主，保证适量的蛋白质和热量，切记要限制脂肪、胆固醇的摄入。

王章流自己家中常备的食材就是黑木耳。他说："很多年前我在丽水工作，丽水盛产黑木耳，我每天做菜的时候总是放一把黑木耳。黑木耳中的胶质可以把残留在人体消化系统内的灰尘、杂质吸附起来排出体外，从而起到清胃涤肠的作用，还能增强机体免疫力。后来到了杭州，我就把这个习惯保持下来了。"

王章流并不喜欢吃软烂的黑木耳，他推荐小耳朵形状的黑木耳。他做黑

木耳的方法也很简单："炒青菜前先放油，再放入青菜和黑木耳一起翻炒，并一起起锅，这样的黑木耳生脆有嚼劲。如果家里缺个汤，就做木耳汤或者木耳豆腐汤。"王章流说，做木耳汤时只在锅里放一点油，再放一点蒜炒香，然后放入泡发好的黑木耳，翻炒过后放一碗水煮开，再过5分钟用盐调味就可以了。"一碗木耳汤，一碗米饭，简单又方便。"王章流说。

⊛ 一个月留一天喝流质，没必要刻意刮肠胃

"不少人来看门诊时总会问一个问题：总感觉自己的肠胃不清爽，到底应该怎么刮肠胃？"王章流说，其实完全没有必要刻意去刮肠胃。

"清肠排毒最好的办法是只吃流质食品，或者只吃水果。"王章流说，他每个月总会挑选一个休息天，只吃流质食品，比如粥、酸奶、牛奶，或各种不油腻的汤汤水水；也可以再吃一点水果，水果的品种不讲究，有什么吃什么；或者吃点蔬菜沙拉也可以，让劳累了一个月的肠胃有一个休养生息的时间。

"上周日，因为没有开学术会和值班，所以我让肠胃休息了一天。"王章流说，那天他取了一把大米，兑了5碗水，用高压锅压了两个小时，做了一锅粥。"米粒全部溶化在汤粥里，很稀薄。一日三餐，每餐喝一碗半左右的粥水，偶尔配点水果吃吃。这样肠胃休息了一天，觉得浑身都很轻松。"王章流说。

不过他强调，这个方法每个月用一次就够了，用多了会引起营养不良，影响身体健康。吃流质的那天尽量把生活安排得轻松平和点，千万不要做剧烈的无氧运动，否则摄入量小于消耗量容易诱发低血糖。

即便是粥水或者酸奶，每餐的食用量也要控制，七分饱即可，无限量地吃也会把肠胃搞坏，失去清肠的初衷。"当然，如果有贫血、低血糖、低血压等基础疾病的人，我不建议使用这个方法，否则会得不偿失。"王章流说。

这碗汤为何能成为
名医桌上的常客

过建春：初秋常喝这碗汤，可去燥开胃，润肺养心

过建春

大咖名片

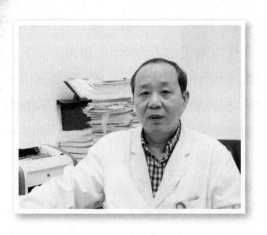

　　过建春，市级名中医，杭州市西
溪医院中西医结合科主任、主任中医
师，浙江中医药大学教授、硕士生导
师，浙江省暨杭州市中西医结合肝病
治疗重点学科带头人。

俗话说"是药三分毒"，这句话一点不假。这几年保健品市场火爆，不少人轻信所谓的"祖传秘方"或"单方"，认为其安全、不良反应少，其实不然。

过建春教授从来不随便吃保健品，平时，他很少吃辛辣食物，坚持吃时令果蔬，秋初时节还常吃玉米萝卜大骨汤这道养生菜。为了养肝，他坚持睡子午觉，日行一万步，

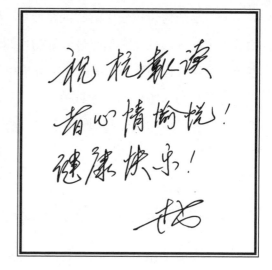

祝杭报读者心情愉悦！健康快乐！

时时保持心情舒畅。人人见到红光满面的他，都会向他讨教养生经。

🌀 偶尔吃铁皮石斛调补气阴

走进过教授的诊室，看到他红光满面气色好，许多患者都会问一句，吃什么保健品才能调养得这么好？过教授总是微微一笑说，他平时从来不随便吃保健品，尤其是那些所谓"能包治百病"的保健品。

"平时，我偶尔吃点铁皮石斛，可以调补气阴，促进气血阴阳平衡。"过教授说，人参也是一种比较好的保健品，不过，吃石斛还是人参要因人而异。目前市面上的保健品鱼龙混杂，不是所有的保健品都安全，过教授举了一位刚出院的患者的例子。

那位患者姓王，因为想强身健体，就服用了一种号称能"增长肌肉"的保健品，结果一个月后就得了重症肝炎，住进了杭州市西溪医院中西医结合病房，治疗了两个月，病情才逐步得到控制。

"王先生得了这么严重的肝病跟自己的失误有很大关系。为了强身健体，他不从饮食、锻炼方面着手，而是把保健药当作捷径，结果短期内肝功能全面减退，出现黄疸、凝血功能异常等危重表现。"过教授说，幸好治疗及时，王先生在医生的建议下停服了这种成分不明的保健品，才保住了性命。

肝脏是药物转化、代谢的主要器官。如果某些药物、保健品或其代谢产物有一定的肝毒性，或是经过肝脏的代谢转化为毒性产物，就会引起肝组织发炎、胆汁淤积，从而造成药物性肝损伤。

过教授说，不同的人对同一种药物的反应是不一样的，服用保健品时，一定要注意其中的成分和剂量，如果里面含有哪些成分不标示清楚，其安全性肯定得不到保障。

❸ 初秋常喝骨汤可延年益寿

由于平时工作很忙，过教授对食物的要求不是很高，但他很少吃辛辣食物，坚持只吃当季的水果和蔬菜。"不同的蔬菜和水果，由于遗传特性不同，适应在不同的季节和环境下生长。"过教授说，时令蔬果在适宜的条件下长得最健壮，口味最佳，营养也最丰富。

秋初季节，过教授还特别推荐一道他常吃的养生菜——玉米萝卜大骨汤："取玉米棒150克，排骨250克，萝卜50克，生姜、红枣各少许。先将玉米棒切成段，萝卜切块，排骨砍成块，生姜切片，红枣洗净，排骨汆一下去血水；然后在煲内注入清水，水开后放入玉米棒、排骨块、萝卜块、姜片和红枣，用大火烧开，改中火煲40分钟即可。"

秋季天气变冷，适量喝骨汤可以御寒；玉米营养价值高，常吃有健脾益胃、防癌抗癌的作用；萝卜可以去燥，既能开胃醒脾，又可润肺养心。经常食用，可以延年益寿。

❸ 日行一万步，坚持睡子午觉

"流水不腐，户枢不蠹"，运动是最好的保健方式，每天晚饭后，过教授都会去散步。

"我不建议做剧烈运动，特别是年纪大的人，一定要注意避免运动带来的损伤，包括骨关节损伤和心脑血管意外。"过教授说，散步对老年人来说是最好的养生方式，他坚持每天走一万步。走路的幅度可以慢慢增加，达到一定的量才有健身作用。

过教授的作息也雷打不动，他坚持每晚11点前入睡，就是人们常说的"子午觉"。"子时是指晚11点到凌晨1点，这个时间段是胆经循行时间，如果经常熬夜，会出现口苦咽干、不欲饮食、心烦喜呕等症状，所以尽可能要在晚上11点之前就寝，以达到养护肝胆的目的。"过教授说，午时是心经循行时间，若失于养护，心功能就容易失调，出现胸闷胸痛、心慌汗出、乏力、失眠健忘等症状，所以他每天中午都会抽出15分钟时间小憩，以达到养心的目的。

此外，中医还讲究情志调养。肝五行属木，以生发疏泄为常，所以怒易伤肝。过教授每天都过得很开心，他说，避免动怒或心情激动，时时保持心情舒畅，才能少得病、不得病。

大咖口述

别碰宣称有神奇功效的保健品

目前，我国药物性肝炎患者的数量每年以5%～10%的速度增长，乱用抗生素、保健品和所谓的"祖传秘方"，成为致病的主要原因。我们医院中西医结合病区，在过去的3个月里，已连续收治了6例因服用保健品和中草药导致重症肝炎的患者，还有2例因服用草药土三七引起肝小静脉闭塞的患者、10多例因服用其他超大处方中药引起药物性肝炎的患者。

不少中老年人想通过服用各种保健品来预防疾病，盲目相信保健品的安全性，结果造成了原本不该出现的肝损害。我建议服用保健品要慎重，对宣称有神奇功效且成分不明的保健品更要警惕。

治病用药还需要科学、合理地选择药物，不要轻信所谓的"秘方"。老年人由于生理、生化和病理的改变，代谢药物的能力和对某些药物的反应与年轻人不同，更容易发生肝脏损害，因此用药更应谨慎。

吃保健品
要掌握这个原则

国家保健品评审专家吕圭源教授这样说

大咖名片

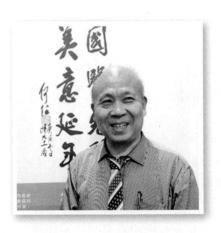

吕圭源

吕圭源，浙江中医药大学药物研究所所长、教授、博士生导师，国家药品、保健食品评审专家，国家中医药管理局中药药理学重点学科带头人，浙江省重中之重中药学学科带头人，世界中医药学会联合会中药保健品分会副会长，享受国务院特殊津贴。

现在市场上保健品繁多，有的号称能"保肝护肝"，有的号称能"增强免疫力"，有的号称能"降血脂血糖"……甚至还有销售人员把它们吹得天花乱坠。产品众多，怎么去甄别？当然，也有不少消费者干脆全选进口的，如进口维生素、进口鱼油等，他们心中就一个标准——进口的总比国产的好。

作为国家药品和保健食品的评审专家，吕圭源教授是怎么看待保健品市场，又是怎么选择保健品的呢？他介绍说，自己10多年前经常会出现口腔溃疡，后来吃了铁皮枫斗后发现，口腔溃疡居然好多了。不过，他不是每天都吃，如果感到人有点累、口腔有点不舒服，就吃一些。

他建议，对于维生素、鱼油等不能盲从，应该是缺什么补什么。很多人都在吃复合维生素保健，这里面维生素的种类有很多，所以吃之前一定要搞清楚适不适合自己的体质。同时，吃保健品需要吃吃停停，如周一至周五吃，周末可以停一停；吃三周，停一周；等等。

❸ 选择保健品不可崇洋媚外

"现在很流行吃维生素，特别是吃复合维生素风靡全球，我认为这是一个误区。"吕教授说。

首先，绝大多数消费者在购买维生素之前，是不会去医院检查一下自己缺乏哪种维生素的，在没搞清楚自己缺什么的情况下就去全部补上，这是不科学的。其次，补维生素只解决了一小部分问题，就像一把松松垮垮的椅子，如果局部有个钉子松了，稍微钉一下，局部问题虽然解决了，但整张椅子还是摇摇晃晃的。而中医药类保健品是对人体的整体调理，即对整把椅子进行维修。

不少中药除了能用于治疗疾病外，还可用于食疗。国家卫生和计划生育委员会曾公布过101种药食同源的中药和100多种可作保健食品原料的中药。

早在1000多年前，就有用动物肝脏预防夜盲症，用海带预防甲状腺肿大，用谷皮、麦麸预防脚气病，用葱白、生姜预防感冒等的记载。保健食品和具有保健功能的普通食品在公众的日常生活中正在扮演越来越重要的角色，如含有菊花、决明子的产品可以降低血脂，含有人参、黄连的产品能降低血糖，含有黄芪的产品可增加免疫力等。所以，在保健品的选择上，不能犯崇洋媚外的错误。

屡犯的口腔溃疡被吃好了

10多年前，吕教授经常会出现口腔溃疡："工作忙，只要人一累，口腔溃疡肯定会发作，一发就是半个月，口腔疼啊。"到医院，医生会让他吃B族维生素或者在溃疡处贴个贴膜，但是这些方法对他这个老病号来说压根没用。

"实际上是免疫力下降，就像汽车一样，如果一辆汽车的功能不行了，换个轮胎或其他配件都没用。"吕教授说，从那个时候开始，他意识到自己需要调理了，根据自己的体质，他选择吃铁皮枫斗，吃了一段时间，口腔溃疡的发作次数果然减少了。

上个月，他有一天工作到凌晨两三点，4点钟出发赶到石家庄开早会，下午赶到重庆，次日早晨6点又赶回杭州，也就是说，连续三个晚上都没有好好休息。按照以往的话，口腔溃疡肯定要发出来，但这次没有。"我带了好几个研究生，现在这些小伙子的精力都赶不上我了，他们最多只能熬一个晚上。"吕教授说。

吕教授说，作为保健品评审专家，在评审某个产品时，第一要问安全不安全，如果不安全，直接就"咔嚓"掉了；第二要看对身体有没有好处，如果没有效果，那还研发这个产品干吗？"现在市场上有些产品本来还是不错的，但往往被销售人员吹嘘坏了。在产品说明上，国家给批出来是什么，那它对人体的益处就是什么，不要听人家乱吹，没有哪个保健品是能治病的。"

保健品在吃法上可遵循"开三停一"或"前五后二"的原则

中药保健在强身健体、延年益寿、养颜增智等方面有很大的作用，但是，在保健品的选择上一定要选适合自己的。选择保健品要做到因时、因地、因人、因病而异，做到辨证使用，虚则补之，实则泻之。还要注意对肝、肾、肺的调理，如人参味甘微苦，性平，"主补五脏，安精神"；茯苓味甘淡，性平，"久服安魂养神，不饥延年"；山药味甘，性平，"补中益气，长肌肉，久服耳聪目明"。

"人参适合气虚的人服用，铁皮石斛适合阴虚的人服用，在服用之前最好能让中医师看一下。"吕教授说。

另外，保健品不需要一年365天都吃。吕教授平时也会吃点人参，但他不常吃，只在感觉比较累的时候才适当吃一点。经常有朋友来问他，保健品怎么个吃法，他的建议是"开三停一"或者"前五后二"，就是吃三周停一周，或者每周吃五天停两天。这样，即使产品中有农药残留等有害物质，也有时间把它排掉。

大咖口述

人生需要三个自信

除了吃点保健品外，我也会进行适量的运动。我办公室和家里的门框上方都装了铁杆子，平时感到肩膀酸痛时，就去拉一拉。

我经常对我的研究生讲，人生要有三个自信：健康自信、能力自信、命运自信。

健康自信，就是当自己没有明确的疾病时，一定要相信自己是健健康康的。有些人老怀疑自己有病，其实这是心病。能力自信，是指面对困难的解决能力。人的一生不可能没有困难，我们要相信自己有能力去克服。命运自信，这个是最重要的，命运是自己掌控的，奇迹总会出现。褚时健70多岁还去种"励志橙"，特朗普70多岁还去竞选总统，梦想总是要有的，万一实现了呢！

天天涂保湿霜喝桑菊饮，
他没长过一颗老年斑

省级名中医邬成霖的护肤经值得姑娘小伙儿学

邬成霖

大咖名片

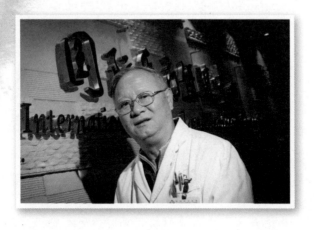

　　邬成霖，省级名中医，杭州市中医院皮肤科主任医师，浙江省中西医结合学会皮肤性病专业委员会顾问，杭州市医学会皮肤分会名誉主任委员。

年轻时怕长一脸痤疮，年纪大起来又怕长黄褐斑和老年斑，如今的姑娘小伙都爱美，护肤品不离身，皮肤问题却越来越多。

"你的皮肤真好，皱纹和老年斑几乎看不到。"许多来找省级名中医、杭州市中医院皮肤科主任医师邬成霖看病的患者都是久治不愈的老病号，每次看到邬医生都是一脸羡

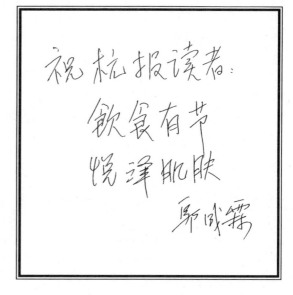

慕。殊不知，为了保养自己的皮肤，邬医生内外调养，坚持用保湿护肤品，从不熬夜，每天还要喝上一杯桑菊饮。

❸ 预防痤疮：晚上11点前必须睡觉

十四五岁时，少男少女就会开始长青春痘，一般持续到二十七八岁；在生活中，一些三四十岁的人长了痘痘，还会被人嘲笑为"二次发育"，其实，痘痘并不是年轻人的专利。

邬医生看门诊时，经常会遇到一些长了一脸痘痘的成年人，成年人长痘痘与工作环境、压力、饮食有关。"青春痘在医学上叫痤疮，多见于青少年，如今中青年人长痘痘的也越来越多见，这叫青春期后痤疮。"

让邬医生印象最深刻的就是一群四季青服装批发市场的老板娘，七八个人结伴来看痘痘。47岁的王女士就是其中之一，在市场里摆摊卖衣服，起早摸黑从不休息，脸上的痘痘从40岁开始疯长，一直控制不好。

"一般长痘痘的人都有一个共性，就是快餐吃得多，晚上睡得迟，工作压力大，这样极易造成内分泌紊乱，使脾胃湿热上泛于面部。"邬医生说，人体在白天活动时，体内的雄激素水平会升高，但在晚上入睡后，肝脏可降

低雄激素的水平。如果熬夜，体内激素分泌紊乱，痘痘自然不会好，还容易形成瘢痕和色素沉着。

邬医生从没有长过痤疮，他说，这得益于他每天晚上 11 点前上床睡觉，平时很少吃甜食，基本吃素。

"每天晚上，我工作学习到 10 点半就会自觉停止，然后洗个澡或泡个脚，等待 11 点上床，这个习惯从年轻时就开始保持；早上雷打不动 6 点起床。早上我只吃稀饭、麦片、面条等，荤菜只放在中午吃，晚上基本吃素。肥肉、烧烤、蛋糕之类的东西，我从来不碰。"邬医生说，生活规律可以调节内分泌，身体内环境好了，皮肤自然就好。

另外，洗脸时他从不用磨砂洗面奶，这种洗面奶容易去除皮肤表面的保护层，损伤皮肤的屏障功能。邬医生提醒，每天用一次普通洗面奶，将脸上分泌过多的油脂洗掉即可，洗脸时最好用温水。

◎ 预防再发性皮炎：大风天、艳阳天戴口罩出门

"有些人只要在户外待上一会儿，脸上就会发红、发痒，感觉炙热，这种病叫再发性皮炎，难治又痛苦。发病的主要原因是错用药或使用劣质化妆品，破坏了皮肤的屏障功能。"邬医生说，许多患者喜欢用洗面奶、硫黄皂等洗脸，这是错误的。再发性皮炎患者不能用洗涤用品，还要避开容易引起过敏的环境，比如花粉多、太阳大的地方。

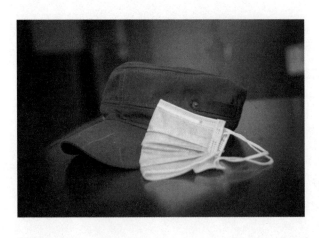

平时出门，只要是大风天或艳阳天，邬医生必定要戴上墨镜、帽子和医用口罩，回家后用温水洗脸，来预防过敏。"一般皮肤敏感的人，不能用普通面膜，要在医生的指导下选择医用面膜；更不能用

来路不明的护肤品，要选择抗过敏的护肤品。"

许多爱美的女性会用蒸汽熏脸，不过，这对皮肤敏感的人来说并没有效果，因此邬医生不主张大家去美容院随意做熏蒸。

"眼部周围的皮肤很娇嫩，即使是春天，我也会戴上墨镜出门。"邬医生随身带着两副眼镜，一副是墨镜，一副是茶色镜，在保护皮肤的同时还能防紫外线伤害，预防白内障的发生。

③ 预防黄褐斑：每天至少一杯桑菊饮

黄褐斑好发于 40 ～ 55 岁的中年女性，它的发病与内分泌有关。平时休息不好，脾气性格急躁，患有子宫肌瘤、卵巢囊肿、月经失调的人最容易长黄褐斑。

"中医认为黄褐斑的发生是因为肝肾不足，西医则认为是雌激素分泌紊乱所致。"来看黄褐斑的患者，邬医生都会教她们一个秘方，那就是桑菊饮。"两朵菊花再加一撮干桑叶泡水喝，里面还可以加入五六颗枸杞子，每天至少喝一杯。"

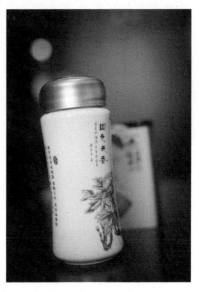

为什么桑菊饮可以防治黄褐斑？邬医生说，中药典籍上就有这一记载，菊花茶对治疗黄褐斑有好处。

喝茶还不够，要避免脸上长斑，平时精神要放松，饮食要清淡，睡眠要充足；千万不要打麻将打到半夜两三点，更不要随意使用各种美白化妆品。

有的女性会去做激光治疗，期望消除黄褐斑，殊不知，身体内环境不调整，过几个月，斑斑点点还会长出来。

一年四季都要保湿

　　保养皮肤并不是一两天就能看到效果的，一年四季，除了夏天，我都要用滋润皮肤的护肤品，冬天我一般选择霜剂，春秋天则用乳液，夏天什么都不用。

　　平时，适当运动出汗对皮肤也很好，但不能过度，脏器透支也会造成提前衰老。我家住在卖鱼桥，每天我都沿着运河走到单位，时长40分钟。想当年上大学时，我还是100米和400米短跑的好手。

　　我曾在延安工作过5年，那里气候干燥，我一年四季都用面霜。房间里开空调会很干燥，一定要用加湿器，空调温度开至20℃为宜。有条件的话，还是用油汀最好。

　　保养皮肤和饮食也分不开。我平时基本吃素，家里一年到头都吃杂粮饭。每天晚上，我都用黑豆、薏米、赤豆、小米和少量大米煮稀饭吃，夏天可以放些绿豆，冬天可以放些黄豆，这样吃给身体提供了多种维生素和微量元素，还能健脾。

热敷后按摩眼睑，
常吃枸杞薏米炖猪肚

眼科专家杜尔罡几招让你远离眼病

大咖名片

杜尔罡

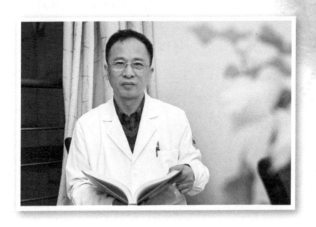

　　杜尔罡，浙江省中医院眼科主任，浙江中医药大学第一临床医学院眼科教研室主任，浙江省医学会眼科学分会委员，浙江省医学会防盲学分会委员，浙江省医师协会眼科医师分会常委。

眼睛是感知世界的窗户，随着年龄的增长和用眼习惯的变化，它会慢慢老化。近视、干眼症、老花、白内障是最常见的几种眼病，严重时需要用手术解决。但在眼科医生看来，这些难缠的眼病并没有那么可怕。

祝 杭报读者：

永远拥有一双明亮的眼睛！

杜尔罡

"我们科里有 26 个医生，但近视的人不会超过 6 个。"浙江省中医院眼科主任杜尔罡，忙起来一天要做 64 台白内障手术。让人好奇的是，用眼过度的眼科医生，近视等眼病的发生率却不高。

预防近视：做作业中途看5分钟电视

"我们科里近视的医生很少，仔细想想，好像还真没几个戴眼镜的。"杜主任说，医生的学习、工作很忙很累，按理说也是近视的高发群体，但事实并非如此。比起其他人，他们更在意生活中的细节。

保护眼睛，光线不能太亮，还要偏暖色调，杜主任随手翻开几本书说："你看，现在的书都用偏黄的纸张印刷，和以前不一样了。"

他身边的眼科医生都有一个特点，喜欢把手机的屏幕光线设置成自动调整，在明亮和昏暗的环境下看手机，也不会太伤眼睛。手术累了，他们喜欢做眼保健操，刮刮眼眶，放松眼部肌肉；有时候还会做做晶体操，或做做"斗鸡眼"，再眺望远方。

"我们眼科医生的小球运动都挺好，大家都喜欢打乒乓球和羽毛球，我也一样。"杜主任说，他的视力挺好，老婆近视 500 度，女儿今年 30 岁了，近视才 100 度。

"我很反对完全不看电视，女儿小时候做作业，时间都控制在 45 分钟之内，超过时间就让她出去玩会儿或看 5 分钟电视，目的就是为了放松眼睛。这个习惯，女儿一直保持到现在。"杜主任说，11 ～ 16 岁是近视发展最快的时候，这时孩子的学业也最重。看电视是中距离活动，眼睛比近距离做作业要舒服得多，与电视机保持 3 米的距离，时间不超过 15 分钟即可。

预防干眼症：热敷后按摩眼睑

"我们的眼睛到了 40 岁以后就会出现问题，晶状体调节能力下降，容易患上各种眼病。"在杜主任的门诊中，来看干眼症的人占了 20%。奇怪的是，以往这种病以中老年人多见，如今连儿童也会得，分析原因，可能与环境污染有关。"雾霾天来看干眼症的人特别多，空气里的脏东西进入眼睛，自然会出现各种干眼症状。"

杜主任在两种环境下很少出门，一是在空气质量比较差的时候，二是在太阳很大的时候。"我们的眼球上有一层泪膜，受雾霾的影响，泪膜最外层的脂质层质量下降，因此我每天回到家后，还会做一件事，以预防干眼症。"杜主任说，这个习惯让他远离干眼症。

做法很简单：先将一块热毛巾盖在眼睛上，热敷 10 ～ 15 分钟；随后用双手轮流刮眼眶。"较轻的干眼症，刮上 3 ～ 5 分钟即可，重症患者可以刮 5 分钟以上。"

杜主任说，我们的眼睑里有许多睑板腺，这些腺体会分泌脂肪物质，热敷加按摩，可以促进脂肪物质的分泌，滋润眼球。

预防老花：常吃枸杞薏米炖猪肚

"眼球里有个晶状体，它的调节功能在 45 岁以后逐步减弱，从而出现老花。一般 60 岁以上的老年人，百分百会得老花眼。"杜主任说，老花的人看不清小字，会越看越远。50 ～ 100 度的老花不太妨碍生活；100 度以上，就要戴老花镜了。

从当实习医生开始，杜主任就用一个秘方。"这个秘方其实是一道药膳，取一只猪肚，在里面放入糯米、枸杞子、薏米，煮熟后切成片就可以吃了，1 ～ 2 个月吃一次即可。许多老中医和眼科医生都在吃，效果还挺好，针对的就是老花眼患者。"

平时，杜主任还会用菊花、枸杞子泡水喝，可以明目。不过他特别提醒，老花眼会引起青光眼。常人 45 岁以后会出现老花，如果在 40 岁就出现老花就不太正常，一定要去医院查一查眼压，判断是否存在青光眼的倾向。

另外，杜主任提醒，近两年风靡全球的近视激光手术也有严格的适应证，它适合于 400 度以上的近视患者，如果在 35 ～ 45 岁期间盲目做近视激光手术，可能会让人提前戴上老花镜。

预防白内障：蓝莓、车厘子可以保护视网膜

"白内障是个号称人人都要得的眼病，如今国人的平均寿命已经达到 76 岁，白内障的发病率会更高。80 岁以上的老年人如果做检查，几乎人人都有白内障。"比较纠结的是，白内障没有任何药物可以预防和治疗。最多的一天，杜主任一个人就完成了 64 台白内障手术。

患上白内障，视力在 0.5 以下时，医生一般建议手术；视力在 0.5 以上者不需要开刀，注意保养即可。杜主任说，许多人对于要不要选择手术很纠结，其实只要白内障影响到了日常生活，都应积极入院治疗，术后视力可以恢复至 1.0。

为什么会得白内障？"它与饮食、环境有关。一般光线很强的时候，我出门一定会戴上太阳镜。平时，我也会特意多吃些富含维生素的水果，比如蓝莓、车厘子、胡萝卜、桃子、橘子，它们可以保护视网膜。"杜主任说，需要注意的是，胡萝卜不要煮得过熟、过烂，否则容易破坏其中的维生素 A。另外，胡萝卜、动物肝脏等都含有丰富的维生素 A，但单吃的吸收利用率比较低，因此要与其他食物一起吃。这些食物并非吃得越多越好，因为眼睛所需的维生素并不多，适量食用即可。

94 岁高龄
还坚持出诊

国家级名中医杨少山的养生经

大咖名片

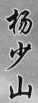

杨少山

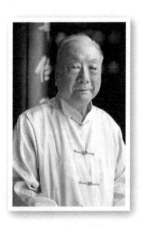

　　杨少山，国家级名中医，杭州市中医院内科主任医师，在内科疑难杂病、脾胃病、温热病的诊治上具有丰富的临床经验与学术造诣，在肺癌治疗中创立了"养肺阴益中气"法则。先后荣获"浙江省名中医""全国老中医药专家学术经验继承工作指导老师"等荣誉证书。其工作室被国家中医药管理局确立为"全国名老中医药专家传承工作室"建设项目。

杨老是杭城赫赫有名的中医大家，尽管已 94 岁高龄，但仍满面红光、精神矍铄，还在坚持出诊。他有哪些养生经呢？一起来听听吧。

◎ 一言一行，尽显儒医风范

在诊室，杨老的一言一行尽显儒医风范。只见他端坐凝神，耐心倾听患者的叙述，和颜细语，从不敷衍了事。据说他每周两次的门诊，每次约诊 10 人，但往往加至 20 余号，而他则一坐就是半天，连年轻人都自叹弗如。

出生于 1923 年的杨老，其父是当年杭州名医杨仰山，他幼承庭训，年轻时即悬壶设诊于杭城，每每扶危救厄，终成治疗内科杂病的名医。杨老擅长内科疑难杂病的治疗，且疗效显著，慕名而来的患者遍布全省乃至全国。"以人为本"是杨老临诊的一大特色，他说："患者生了病，已是痛苦之事，用药要精心，要让患者易于接受，贵在坚持，才能体现疗效。"

医者仁心，仁者方显大爱，杨老从医 70 余年，从未离开过患者，90 多岁高龄仍坚持在临床第一线。很多人都会觉得，杨老是名中医，肯定有他自己的一套养生经吧。

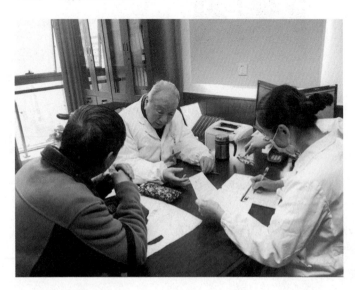

带着这样的疑问，我们来到杨老的诊室，和杨老及其工作室的负责人徐红主任医师面对面进行了讨教和交流。当听完杨老的养生经后，觉得它看似平常，背后却大有玄机。

淡泊名利，知足常乐

杨老一生淡泊名利，甘于寂寞，为医只求奉献，不图回报，为人厚道，与世无争，从不与人红脸相向。他常常说，做一个好医生，要能够耐得住贫穷，耐得住寂寞，还要虚心学习同行的长处。

在采访中，杨老几次说到心态很重要。人要健康长寿，最重要的是心胸开阔，知足常乐。人的一生不可能都是一帆风顺的，总会遇到各种困难、挫折，关键是如何去面对。名利、地位、待遇都是身外之物，一定要学会泰然处之，只有这样，才能淡泊明志，与世无争，知足常乐。

杨老以他淡泊宁静的人生经历告诫我们，人生名利如浮云流水，要养成一种淡泊名利的风度，做一个好医生，就要耐得住贫穷，耐得住寂寞，虚心学习同行的长处。

自然饮食，吃饱即可

杨老一日三餐定时定量，从不暴饮暴食，不饮酒，不吃辛辣煎炸食物，以清淡少盐少糖为主，多食新鲜蔬菜、水果。杨老也从不挑食，有时候门诊晚了，医院的盒饭他照样吃得津津有味。上了年岁以后，杨老喜欢吃一些面食，如面条、馄饨，这些食物适合老年人的牙口，而且容易消化。

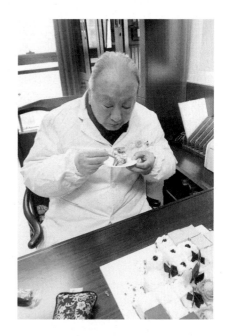

虽然精通养生之道，但他对患者几乎不开贵重药，强调"重在辨证施治，非价高则效""药补不如食补"，所以他自己也很少吃补品。

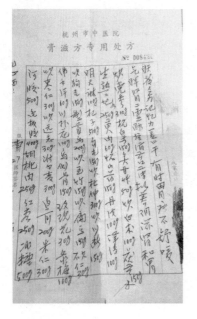

生命不息，工作不止

杨老虽然已 94 岁高龄，但他头脑清醒，每周要坐两个半天的门诊，总共要看 40 余位患者。因为住在医院，所以有时候还要接待医院同事的亲朋好友上门求诊，而且是随到随诊，免费服务，不辞辛劳，经常是护士长不忍而把来访者挡于门外。

此外，杨老也乐意开门带徒，从 1991 年起，国家中医药管理局为了振兴中医药事业，开始进行中医药的传承工作，多名经他悉心带教的学生已成为新一代专家和名医，可谓桃李满天下。他曾说，带徒能通过跟徒弟交流学习，与时俱进，不亦乐乎？

生命在于运动，起居有常

杨老认为生命在于运动，但又反对过度运动，他认为适合自己的便是最好的。他的锻炼方式也很简单，就是散步。早些年，他会以医院为起点，出门后绕着西湖散步。还有就是起居有常，几十年来，杨老一直坚持早睡早起，定时入睡。

有句话叫"平平淡淡才是真"，杨老看似简单的养生经，其实蕴含着人生大哲理。

为什么她一年四季
爱用紫砂锅煲杂粮粥

神经内科专家陈眉用这招预防脑功能退化

大咖名片

陈眉

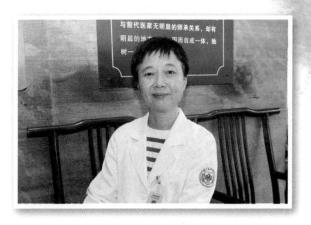

　　陈眉，浙江省中医院神经内科主任医师、博士生导师，中国医师协会中西医结合医师分会神经病学专家委员会副主任委员，中华中医药学会脑病分会常委，浙江省中医药学会脑病分会主任委员，浙江省康复医学会理事，浙江省中西医结合学会神经内科专业委员会副主任委员。

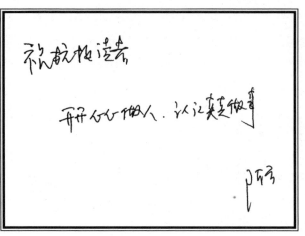

"我爱喝粥。"见到浙江省中医院神经内科主任医师陈眉时，她刚结束一上午的专家门诊，说到养生经，她脱口而出这四个字。

在神经内科，多数是得了脑卒中、阿尔茨海默病（老年痴呆）、帕金森病等疾病的患者，每次门诊，陈眉除了用西医的治疗手段外，还会建议他们多煲粥喝。再看陈眉自己，一天看几十位患者仍然能保持精力充沛，这也与她一年四季爱喝粥、爱旅游、爱运动有关。

杂粮粥加中药食材有讲究

"健康人应该有'三好'：吃饭好，睡眠好，大小便好。"陈眉说，养生离不开吃。从五六年前开始，她就发现自己时不时地会出现便秘，加上年纪大了睡眠也差了，于是改变了自己的饮食习惯，早晚开始喝粥。

煲粥说难不难，但要喝出与众不同，陈眉可下了一番功夫。粥的原料是大米、小米和玉米，不仅仅如此，她还在里面加入了各种中药食材。

"冬天加党参、黄芪，秋天加白木耳、莲子，夏天加百合、绿豆。"陈眉说，每天睡前，她都会用紫砂锅煲上粥，第二天一早起来就能吃了。晚上回家，晚饭的主食也是这锅粥。气虚和血虚的人，陈眉还建议在粥里放些枸杞子和红枣，不论年轻人还是老年人都可以吃。如果大便不好，药材可以略微少放一些。

这么多年吃下来，陈眉最大的感受是体力增强了，精力更充沛了，脑子也转得很快。她说，喝粥对大脑有好处，这还有些科学依据。

"从现代研究来看，阿尔茨海默病、帕金森病等属于老年退行性病变，与脑－肠循环紊乱有关。"陈眉说，肠道菌群紊乱可引起脑功能改变，喝粥对肠道有帮助，常年坚持下来，肠道健康了，大脑也能保持健康。总之，喝粥无害，如果有老年痴呆等家族史的人，喝粥还有预防作用。

年纪大了更不能单纯吃素

陈眉爱喝杂粮粥，但绝不意味着她只吃素；相反，年纪大了，她对荤菜的种类更讲究。

"许多老年人认为年纪大了，要预防心脑血管疾病，就应该天天吃素，这个观念要改改了。"陈眉说，老年人总是吃素对身体反而不好，所以平时应该补充优质蛋白质，鸡鸭鱼肉都要吃，不过在烹饪方法上需要改良一下。她平时在家做菜，通常是清蒸多、红烧少。

"我一般买带鱼等河海鲜回家，极少红烧，都以清蒸为主，配上杂粮粥，健康又营养。我从不会刻意通过吃素来降低自己的胆固醇和血脂等。"陈眉说，老年人，尤其是高血压患者，总是害怕自己出现"三高"，平时吃东西小心翼翼，生怕胆固醇升高。其实，胆固醇略微高一点也不要太紧张，国外有研究，高血压患者胆固醇太低，反而容易发生脑出血。另外，血脂也不主张降得太低。

陈眉提醒，对于上了年纪的人，饮食中的优质蛋白质一定要保证，鸡蛋、牛奶、肉类都要吃，不需要太忌口，她自己也是这么做的。

年轻时爱旅游，年纪大了爱散步

陈眉很喜欢旅游，年轻时，她一有空，就和同事们踏出家门去旅游。

"先是在国内跑，桂林、海南、苏州、无锡等都去过；后来开始去韩国、泰国、新加坡、马来西亚等周边国家；之后走得更远，去过法国、英国、瑞士、意大利、捷克、斯洛伐克、俄罗斯、澳大利亚、美国等国。"陈眉说，粗略一算，自己也算是跑过三四十个国家的旅游达人了。

"跑得动就应该多跑跑，出去旅游，回来再看看照片，就会感到很开心。"

陈眉说，做人最重要的是开心，旅游能给她带来满足感。

随着年纪慢慢大起来，旅游的次数少了，陈眉会换一种方式来养生。每周，她会散步三四次，每次 30 分钟左右，速度稍快，目的是预防心脑血管疾病。

"我家离黄龙体育中心很近，晚上，我会去跑道上走个两三圈。"陈眉说，自己很喜欢运动，年轻时爱游泳，20 多岁时就横渡过钱塘江，这个爱好已经坚持了近 30 年；现在没时间游了，就用走路的方式代替。除了夜走以外，平时上班坐公交时，她一般会选择在北山路新新饭店下车，沿着西湖走到医院。

"我每晚 11 点睡，第二天清晨 6 点起床。天气好的话，如果早上时间充裕，我在西湖边走上二三十分钟，整个人都会觉得特别舒服。"陈眉说。

睡不着别忌讳服用安眠药

在我们神经内科，最多的就是脑卒中患者。心脑血管疾病在我国的死亡原因中排名第一，这与我们吃得太咸有关。体内钠含量高容易引起高血压，伤害我们的血管。在国外，每日推荐的食盐摄入量为 6 克，我们已经远远超过这个标准。

另外，女性失眠也很常见。睡不好的人可以多泡泡脚，睡前喝些温牛奶，吃点红枣、百合、枸杞子等，千万不要玩手机。

我一般感觉困了就睡，不会在睡前上网追剧，最多看看报纸。如果上床后半小时还没睡着，我会起来吃半颗安眠药。

许多人一听吃安眠药就很忌讳，其实安眠药已经问世了 60 多年，之所以没被淘汰，说明还是比较安全的，且全球有 10 多亿人服用过这种药，只要不是过度应用，一般不会有副作用。

爱看人物传记和科幻片，爱玩 T 字谜和养心卡

杭州一位院长骆宏的自创养心方

大咖名片

骆宏

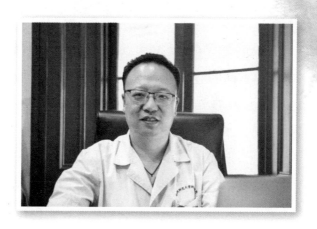

　　骆宏，杭州师范大学附属医院院长、党委副书记，杭州师范大学医学院副院长，心理学博士，心理学副教授，精神医学主任医师，硕士生导师。

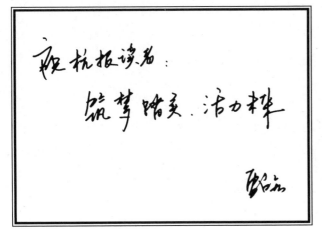

养生要养心，杭州师范大学附属医院院长、心理学博士骆宏用自己的方式进行科学养心。骆宏平时研究心理学，他还利用专业知识自创了养心卡，工作之余爱玩T字谜，锻炼自己的情绪控制能力。

"情绪需要发泄，但需要有尺度地发泄。比如打孩子不一定是错的，但不是劈头盖脸一顿毒打，只为宣泄自己的怒气。"骆宏说，生气时，最简单的方法就是分心，比如看书、看电影，做人越有涵养，便越能化解困难。

☯ 生气了可以用看书、看电影分心

生活中，人们总是避免不了烦恼和生气，但要学会用开放的心态从多视角看问题，而不是走入死胡同。

"这世界上本没有绝对的对错，当我们看过不同人的经历后就会心胸开阔。因此越有涵养的人，越是在面对困难时懂得积极化解。"骆宏说，并不是学过心理学的人就不会生气，但在他们生气时，懂得用最简单的方法应对，那就是分心，不让自己陷入糟糕的情绪里，赶紧找些其他事做。

如果已经发了脾气，也不要过分自责，要客观分析下次面对问题时该如何处理。骆宏说，这种反思不是自责的反思，而是面向未来的反思。

"平时，我最爱看书，尤其是人物传记。一般早上五六点起床，我会看些学术方面的书籍，晚饭后就会看自己喜爱的其他书籍。"骆宏在书里看到了别人的经历，在生活中也会用别人的人生来开阔自己的心境，"艺人、体育明星、乔布斯等名人的传记我都爱看。"

除了看书以外，看电影也是一种在焦虑和生气时分心的好方法。骆宏最爱看动作片和科幻片，比如"007""速度与激情""变形金刚"系列，每一部他都会走进电影院观看。"当我想一个问题怎么也想不通时，最好的办法就是将这个问题暂时搁置起来。看电影能将我拉出原先的困境，暂时忘掉一切，走出影院后，又会产生新的灵感和心境。"

⟳ 用T字谜和养心卡锻炼情绪控制力

骆宏的桌上摆着两样玩具：一盒T字谜和一副养心卡。T字谜类似七巧板，但它只有四块拼板，可以参照图纸拼出几十种图形。

"玩T字谜主要是为了锻炼自身的情绪控制能力。这是一种时时都可以进行的训练，不以拼出图案为目的。"骆宏说，有时候怎么也拼不出规定图形时，情绪就会上来，这时需要转换思维，化解自己的不耐烦。

有许多训练心智的益智游戏，目的在于体验和觉察游戏过程。骆宏建议身边的大人和孩子也玩玩这类游戏，以保持开放的心态，乐高、七巧板、猜谜游戏等都可以帮助思考。

养心卡则是骆宏自己制作的，他精心选择了"坚持""尊重""等待""臣服""宽恕"等50多个具有正能量的词汇，汇编成了一套卡片。平时，骆宏习惯于每天空下来时思考接下去的工作和生活，这时他会从养心卡中抽出一张卡片，看看拿到手的词汇是什么，给自己一些心理暗示。

"尊重：尊重别人就是尊重自己，传递爱与关怀，让世界更美好；等待：有时候，没有行动就是最好的行动。"骆宏说，抽取卡片就像抽签，在思考事情时可以给自己一种好的心理暗示。比如一支好签，会给人积极的心理暗示，一个人的心态越积极，则成功的概率越大。哪怕抽到下签，也能让心理脱敏，遭遇失败时有相应的心理承受能力。

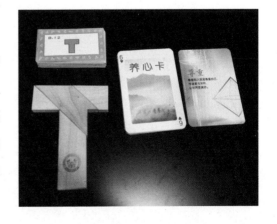

打孩子不一定是错的

骆宏有个 12 岁的女儿，今年上小学五年级。与许多父母一样，在教育子女的问题上，他也会生气。

"打孩子不一定是错的。"骆宏说，他偶尔也会打孩子，但绝不是劈头盖脸地打，而是在控制自己情绪的前提下打。"重要的是怎么让发脾气的孩子控制情绪，知道自己哪里错了。教育孩子时绝不扩大孩子的错误，不一股脑儿算总账。"

这一代的孩子心理相对早熟，而且都有好奇心，遇到挫折也会很脆弱。教育孩子是个很好的学习过程。骆宏在教育孩子时会学着去认同孩子，也会让孩子学会换位思考，了解父母的想法和做法。

"许多父母都会把'这些错都是你造成的'挂在嘴边，这多少带有宣泄自己情绪的目的，是不对的。"骆宏说，每个人都会遇到不顺，孩子也一样，父母要教会孩子面对问题时怎样去解决，而不是通过责骂让孩子认罚。

大咖口述

别做温水中的青蛙

我国曾公布过一组数据，大约 16.5% 的人在一生中会遭遇焦虑、抑郁、睡眠障碍等问题。如今社会发展很快，许多人都有轻度心理障碍，自己却没有意识到，因此我们要提高对心理问题的识别能力。

养心的方法有很多，如增强运动、保证睡眠、合理饮食、找人倾诉、转移注意力等，这些都是自我保健的好方法。比如与爱人争吵时，可以去洗碗或出门散步，马上转移注意力，就不会沉溺在不良情绪里。

养心不能像温水煮青蛙，小情绪积累到一定程度就容易困在其中。世界上没有解决不了的问题，凡事都有多种可能性，平时积极化解自己的小情绪，就不会走入死胡同。

50 岁后健身别逞能，
少照镜子多看肚子

国家级名中医徐再春说老年人要少锻炼、多保养

大咖名片 -

徐再春

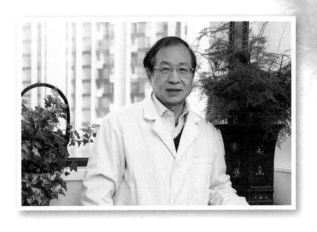

　　徐再春，国家级名中医，主任中医师，
曾任浙江省立同德医院（浙江省中医药研究
院）业务院长，现任杭州市余杭区第一人民
医院名中医馆客座专家。

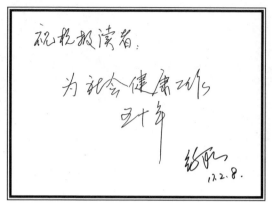

"人生有一傻，没病吃药最傻。""别老照镜子，要多看看肚子有没有大起来。""40岁前必须锻炼，50岁前适当锻炼，60岁后不锻炼、多保养。"

没病养生，有病也养生，国家级名中医、余杭一院名中医馆客座专家徐再春见过许多在养生道路上走偏的人，特别是老年人，患上慢性病后拼命锻炼；许多不到40岁的年轻人，应该锻炼却久坐不动。

🌀 40岁以前坚持运动锻炼

"养生是为了健康地工作生活。人体肯定会衰老，如牙齿会掉、头发会白、皮肤会松弛，这些都是自然现象。许多人每天照镜子，对这些变化耿耿于怀，其实应该首先看看肚子有没有大起来。"徐老曾听北京大学哲学系的一位老教授说，在北大的教授中，长寿的大多是哲学系的，90多岁的不少，100多岁的也有，因为他们把人生参悟得很透，明白养生不是追求容颜不老，而是保持身心健康。

"健身不等于养生"，这是徐老特别强调的一句话。他认为，健身要分年龄和阶段，40岁前一定要锻炼，50岁前适当锻炼，60岁以后不要锻炼、要保养。

年轻时，徐老特别热爱体育，一口气可以做几十个引体向上，每天早上起来的第一件事，就是在操场里跑步或打球，每个周日也不闲着，会去学校里打篮球或乒乓球。中学时体育考核一直优秀；大学里的校运动会，他还是100米接力的4位选手之一。

"这些运动习惯，我一直保持到30岁左右，以后的运动量慢慢减少。"徐老说，现在过了退休的年纪，他上午坐半天门诊，下午回家休息，来回路上自己开车，从不去爬山和走路。

60岁以后健身不等于养生

"有些人年轻时不锻炼，老了却拼命锻炼，违反了自然规律，结果反而把身体弄垮了。"徐老说，他门诊时遇到一位老太太，体重只有七八十斤，她认为锻炼可以养生，每天晚饭后坚持走5公里路，夏天哪怕38℃的天气也照常运动，结果身体却越来越差；还有一位58岁的红斑狼疮女患者，化验出来尿蛋白很多，病情越来越重，徐老一问，原来这位女患者为了锻炼身体，每天要走2小时的路，哪怕觉得腰痛、没力气、晚上严重失眠也坚持走路，不走便浑身难受；还有些肝肾衰竭患者，一边吃药一边还在追求运动养生。徐老认为，这些逞能对身体有害无益，就像以前疯传的吃绿豆养生一样，是在走极端。

"我鼓励不到40岁的年轻人多去跑步、打球，有能力的可以参加马拉松；但到了50岁以后就要悠着点，多休息才是养生之道。中老年人多容易患糖尿病等慢性病，假如肾功能还好，可以适当锻炼。"徐老说，医院里经常可以看到在爬山途中发生心肌梗死、中风的老年人，所以老年人在锻炼时千万要悠着点，尤其是在极端气候条件下。

那么在家休息就是保养吗？怎样才算高质量的保养呢？

举个例子，徐老在家时，空调从来不会省着开，一般夏天或冬天，气温只要有明显的升高或下降，他都会打开空调。许多老人到了酷暑或寒冬，为了省钱舍不得开空调，反而容易生病。

治未病不等于没病吃药

"人生有一傻，没病吃药最傻。"徐老说，许多人动不动就随便服用治疗性的药物，这是对治未病的过度理解。治未病是中医的一种治疗策略，如"知肝传脾，当先实脾"，即掌握疾病的传变规律；"先安未受邪之地"，并非没病就去吃药。

徐老说，人体有强大的自我修复能力，许多病不用吃药；还有些病吃再多的药也没用，比如肝脏囊肿、肾脏囊肿、甲状腺结节等。

徐老近5年来就没有生过病，也没吃过药。很多人每年都做常规体检，但他3年才做一次。徐老的观点是：30岁以前不用体检，感觉不舒服时再去医院检查。

"许多人体检后查出囊肿等问题就特别紧张，问我得了这种病吃什么药好？我说，你最应该知道的是什么不能吃，而不是吃什么药。"徐老说，许多患者盲目吃绿豆、泥鳅等养生，结果吃进了医院，"有个老太太得了严重的消化性溃疡，入院一问才知道，她为了治疗心血管病，天天在家吃醋泡大蒜。"

⑤ 正确服用人参和铁皮枫斗

徐老很少吃保健品，但他会吃人参。保健品应该怎么吃才养生？

"从中医角度来讲，人参并非人人能吃，只有50岁以后的人才适合吃。人参要隔水炖，才能起到补气的功效。"徐老说，许多人听信传言盲目吃保健品和中药食材，这不是养生；平时要做到饮食均衡，不要偏食。

许多人认为吃铁皮枫斗可以养生。它有养胃生津的功效，对人体确实有补益作用，但它的成分需要水解，也不治百病。

"市面上有两种铁皮，干的为铁皮枫斗，新鲜的为鲜铁皮石斛，两者都可以用来煮水喝。需要注意的是，因为植物的有效成分必须通过用水煎煮才能出来，故铁皮枫斗千万不要磨粉吞服，必须先用水浸泡至少1小时，再煎煮1～2小时。"徐老说，鲜铁皮石斛可以水煎，也可用豆浆机取汁服用，直接用水泡着喝几乎没有效果。

椰汁代酒，
晚餐略多，辣椒佐菜

看市级名中医黄挺如何吃出健康

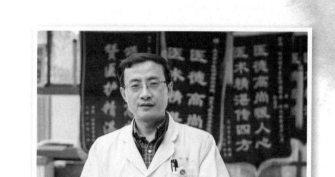

大咖名片

黄挺

黄挺，市级名中医，杭州市中医药学会肿瘤专业委员会主任委员，杭州市中医院肿瘤内科主任，浙江省中西医结合肿瘤专业委员会、浙江省中医药学会肿瘤专业委员会副主任委员，中华中医药学会肿瘤专业委员会委员，上海医科大学（肿瘤医院）中西医结合肿瘤学博士。

祝杭报读者：

快乐工作

健康生活

黄挺

肿瘤为什么会发生？任何一位医生都难以讲出确切的原因。市级名中医、杭州市中医院肿瘤科主任黄挺说，过去，肿瘤患者很少；现在，每天都能听到不少确诊病例，最大的原因，还是生活习惯发生了较大变化，其中吃是一个重要因素。

"以前都说晚餐要少吃，如今晚睡的人多了，这个观念也要适当改一改。"黄主任反其道而行之，早餐和午餐吃得少，晚餐吃得略多。平时应酬，他用椰汁代酒，其中丰富的锌元素可以保护生殖系统；为了预防肺癌，他将烟量减去了四分之三；从不吃保健品防癌。

◐ 香烟，从一天一包减到一天三五支

医生这个群体，平时工作压力大，除了在手术台上救人，还需要长时间伏案工作，抽烟的人不少。

黄主任也一样，以前他一天要抽一包烟，自从 6 年前杭州出台控烟条例以来，再提香烟，他说了四个字——"基本戒了"。在一个上午的采访中，他没有拿起一支烟，末了还笑眯眯地说："我没有烟瘾。"

吸烟与癌症有关，特别是肺癌，近 30 年来，肺癌的发病率上升了五六倍；在黄主任的大家族里，许多亲戚也没能逃开肺癌。"我外公这条线的直系亲属中就有 5 个患上肺癌，只有 1 个被早期发现。杭州出台控烟条例以后，我也顺水推舟，减少了烟量。"

让黄主任感触较深的是，近 7 年来，医院里已有 6 位教授通过低剂量螺旋 CT 检查，查出了直径 1 厘米左右的早期肺癌，幸运的是，因为发现得早，

手术后几乎都已治愈，多年复查均正常。

"这6年多来，我每天最多抽三五支烟，白天在单位从来不会想到抽烟，烟瘾几乎没有。"黄主任说，许多人是在大学里受别人的影响开始抽烟的，到后来明知吸烟有害，却又做不到彻底戒烟。有的老烟枪抽了一辈子烟，要想彻底戒断确实挺难。他的观点是，可以将烟量减少四分之三以上，一天最多抽三五支，以尽量减小香烟对身体的影响；不过肺功能已经受到损害的人，一定要彻底戒烟。

遇上雾霾天，许多人喜欢吃些号称能"清肺"的保健品，黄主任说，用保健品清肺并无科学依据，肺癌也无法通过戴口罩预防，关键还在于改变不良的生活习惯。

⑤ 用椰汁代酒，保护生殖系统

现代人很容易受宣传的误导，盲目服用人参、虫草、灵芝孢子粉等保健品。实际上，阴虚火旺的人不适合吃虫草，舌苔很厚、怕冷的人不适合吃铁皮枫斗，灵芝孢子粉的作用更是被夸大。

"60%的肿瘤与不良的生活习惯有关，遗传因素只占了10%。"黄主任在农村长大，在他的印象中，以前三五年也不会出现一个肿瘤患者，现在一年就能确诊好几个，说明现在饮食丰富了，生活水平提高了，许多人管不住嘴，各类肿瘤也开始高发。

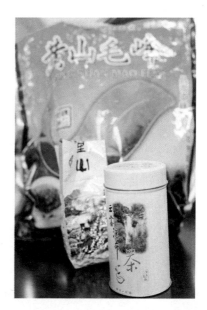

在吃这件事上，黄主任很有原则，如果有人在饭店请客吃饭，他基本不去。"抽烟喝酒、大吃大喝，很容易造成营养过剩。"

实在躲不开饭局，他也绝不喝酒，他只喝鲜榨椰汁，这是他的小秘诀，椰汁中富含锌元素，不仅味道好，还能保护生殖系统。

"日常吃饭，我还有一点与别人不同。"

黄主任说，一般他早餐和午餐吃得少，晚餐则吃得略多。"过去许多人晚上8点就睡觉了，晚餐应该吃得少；如今熬夜工作的人多，许多人要到午夜12点才上床睡觉，晚餐自然不能吃得过少。"

每天早餐，黄主任会喝一杯茶或是牛奶，吃几块小饼干；午餐吃些绿色蔬菜和鱼等优质蛋白食物，偶尔吃些五花肉，可以帮助吸收有防癌作用的维生素E，外加50克米饭；晚餐多吃海鱼，米饭则吃150克，保证11点半上床不会很饿。

◎ 肾阴虚吃甲鱼，阳虚吃羊肉

黄主任爱喝茶，每次饭后半小时，他就会拿出在冰柜里保存的新鲜绿茶泡水喝。

"茶叶一定要新鲜，叶子黄了就会失去应有的作用。为了保鲜，我还买了一只冰柜放在家里，专门用来保存这些宝贝。冰柜里有安吉白茶、黄山毛峰、开化龙顶，还有从台湾带回来的高山茶。"

许多人爱吃新鲜的铁皮石斛，它有明目、养阴、清热等作用。黄主任建议，如果有眼干、视力差、大便干、心烦等症状的人，不要吃红参，可以买些铁皮石斛煮水喝。

每次烧鱼，黄主任都喜欢放一点辣椒，既可防癌，又能暖胃。平时对于女儿的生活安排，他也坚持"小儿要有三分饥与寒"的原则，除了安全管理外，其他任由孩子发展。"现在我做菜，每顿都有青菜，目的是把女儿的体重减下来。"

冬天特别干燥，可以养阴，用枸杞子和西洋参泡水喝；或者吃点甲鱼，有治肾阴虚、散结的作用。需要提醒的是，甲鱼清蒸比红烧效果要好。

另外，羊肉性温，放些补气的黄芪一起炖煮，营养成分高，适合阳虚怕冷的人滋补，一周吃一两次即可。

身体最缺啥应该问问它——
舌头上有一张身体健康的晴雨表

心血管疾病专家龚一萍教你几招看舌头的功夫

大咖名片

龚一萍

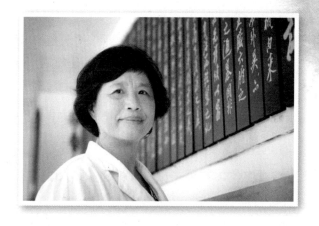

　　龚一萍，主任中医师、教授、博士生导师，全国中医诊断学专业委员会常务理事，浙江省中西医结合学会心血管病专业委员会常务理事。

杭杭州日报读者：

养好气血，护好心脉，健康长寿

萋彦

"舌头满布的味蕾让我们感受到食物的酸甜苦辣，但舌头更是身体健康的晴雨表。"在浙江省中山医院名医馆，龚一萍教授拿着她主编的《中医舌诊彩色图谱》，和我们聊一聊"看舌头"这个话题。

❸ 养成每天观察舌头的习惯

"中医诊病讲究望、闻、问、切，望是其中的一个重要环节，就是看舌头，这是中医几千年来的经典诊法。每天自查舌头，这是关心自我的表现。"龚教授说，舌头黏膜薄，流经血管的血液颜色能看得很清楚，加上表面皮肤的新陈代谢迅速，可以敏锐而准确地反映出体内的状况。

健康的舌头是怎么样的呢？中医认为是淡红舌、薄白苔。"薄白苔，就是透过舌苔可以隐约看到下面的舌头；如果舌头被舌苔盖住了，不能见底，那就是厚苔。舌象要观察的内容很多，反映的疾病信号也不同，比如舌体胖大，舌边有齿痕，而且舌苔白腻厚重，说明患者有气虚湿阻。"

"江南夏天湿热，吹空调、喝冷饮可造成体内湿气大、寒气重，当湿气多时，反映在舌上面就会出现舌苔腻。如果气虚了，舌头胖大会很明显，舌边还会有齿痕，因为舌头一旦过胖就会顶向牙齿，从而出现齿痕。气虚型的舌头，在杭州人中还是挺多的。"

心血管疾病患者气虚时，就会出现心悸、心慌、胸闷、失眠、面色没有光泽、容易疲劳、大便烂等症状。另外，气虚也是引起血脂偏高、各种房性或室性早搏、心动过缓等异常表现的因素之一。碰到这样的患者，龚教授建议，调气补虚是第一位的。

平时，龚教授的饮食很简单，但有样炖品她蛮喜欢吃，"杭州人在冬天喜欢吃野山参，这是为了补气。而到了夏天应该怎么补呢？我喜欢买些红枣、莲子、铁棍山药，不放糖，炖半个小时就可以吃了，这是很好的健脾炖品。"

⊘ 刮舌苔要慎重，正常人无须刮舌苔

日常门诊中，龚教授经常碰到一些患者，舌苔干干净净，与他们自述的病症不太符合，这时，龚教授都会问一句："是不是刮过舌苔了？"

"现在蛮多年轻人很懂社交礼仪，觉得舌苔厚了有口气，就用舌苔清洁器把它刮掉。实际上，舌苔可以折射出很多问题，比如舌苔厚、有口臭，它可以提醒你，消化功能出现问题了，应该清淡饮食，给身体减减负了。患者来看中医门诊时，我都建议他们，不要自己在家刮舌苔，要让舌头呈现出自然的状态。"龚教授说。

⊘ 每天静心5分钟，睡前听点音乐

龚教授认为，养生得先养心。"养心，不仅要保养心脏，更要保养大脑，使它有放空的时间。"

中医理论认为，心主血脉，心主神明。龚教授说："多年的临床经验表明，大多数心血管疾病患者或多或少都存在睡眠障碍，有相当一部分患者可出现胸痛、心悸等器质性心脏病的类似症状，同时伴有失眠、烦躁。西医诊断为心脏自主神经功能紊乱，中医认为与心主神志功能失调有关。对于这类患者，静心养心就十分重要，在生活上可以动起来，但更要懂得静下来。"

即便每天的门诊工作再忙，龚教授也会给自己一点静心养心的时间，她说："就算每天有 5 分钟的静心时间也是好的。"

"现在很多人习惯于在睡觉前刷刷手机、看看朋友圈，但在我的朋友

圈，不少人都尝试晚上睡觉时不把手机带进房间。如果睡觉前刷手机，时间不知不觉过去了，过了睡觉的点，脑子依旧很兴奋，那心还会静下来吗？肯定不会。"

龚教授很推荐睡前梳梳头，或者听点养心的音乐。"睡前梳头的好处不言而喻，人的头部分布着百会、风池等多个穴位，在梳子接触头皮的同时，也相当于在对头皮的穴位进行按摩，这样有利于血脉通畅，放松头部神经，从而大大缓解忙碌的工作给大脑带来的疲劳感。而睡前听音乐也是静心的方法之一，音乐是最好的疗养师，它与人的心理、生理有着密切的关系，它可以调理情绪，进而影响身体。心血管疾病患者可以用舒缓的音乐舒神静性，颐养身心，但千万不要听那些激昂的乐曲，只有舒缓的音乐才是合适的睡前音乐，比如《大胡笳》这样的曲调，它可以调理睡前情绪。"

🔘 每天一勺三七粉，血管长寿，人才年轻

"现在很多人过食膏粱厚味，所以高血压、高血脂、糖尿病患者比比皆是。"在龚教授的患者中，不少人的舌色是紫的，手指甲也是紫的，而且经常出现胸闷胸痛，这其实是血管一点点被堵住引起的血脉不畅通，如果去检查，大部分有心血管疾病。

所以在进行正确诊疗的同时，保持饮食清淡非常重要。"我们家的食用油非常省，一桶油可以用很久。平时做菜时，锅子烧热后只滴几滴油，把菜放下去煮熟后，菜汤上看不见什么油花；盐也放得很少，顶多放一小勺，才有菜味。"

每天吃一勺三七粉，龚一萍坚持了很多年。龚教授很认同三七粉的功效，她说："要想把人体中产生的一些毒素、垃圾清除出去，中医使用的是泻法，包括活血化瘀法、祛痰法等，活血化瘀能够让体内的气血运行更加通畅无阻，而三七粉扮演的是血管清道夫的角色。"

"三七粉不能用土三七做，要去正规的药房购买三七，再磨成粉，服用时不用多，一勺（3克左右）就够了，可以冲水喝，也可以拌在牛奶或者酸奶里喝。只有血管长寿，人才年轻健康。"

他每天花10分钟
做这个动作

73岁名中医董襄国红光满面、精神矍铄

大咖名片 -

董襄国

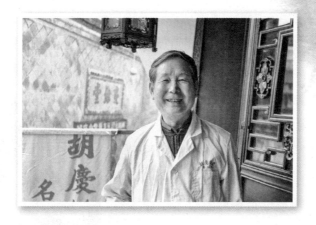

董襄国，浙江中医药大学教授、硕士生
导师，入选《中华名医经典》。

为退休山一百年而努力 —— 道法自然。

董襄国

胡庆余堂名医馆的董襄国教授做过百来场健康讲座。73岁的董教授红光满面、精神矍铄，他经常说："其实养生无外乎以下几点：吃得香，睡得深，说得快，走得稳，排得顺，笑得欢。"最关键的是，董襄国教授每天花10分钟做一个小动作，并坚持了10多年，成效不错。

❂ 随身带着弹力小球，每天拍上10分钟

"我们中医坐诊时经常坐着，很少活动，要想活动活动筋骨，只能去外面锻炼，那要抽出大段时间；如果在室内锻炼，就会拘泥于着装。所以这么多年，我包里除了笔和文件资料，随身都带着这样一个小球。"董教授说。

他从包里掏出一个橘黄色的小球："你看这个小球，弹性很好，拍起来没有什么声音，不会吵到楼下。"董教授给我们做了示范。他站起来，微微屈膝，弯着腰，用双手交替拍球，每次拍10分钟。"我每天最少拍一次，再放上一段优美的音乐，一直拍到微微出汗为止。"

"男性不能久坐，否则会影响前列腺的健康。比如坐一小时后，要起来活动活动，拍拍这种小球是最好不过了。女性也适合这个小运动，因为要弯腰、微蹲，可以活动髋关节。"

在董教授门诊坐了会儿，看到很多愁眉苦脸的年轻男士。董教授说："他们来求诊的原因只有一个——精子质量差。这些年，男性的生殖能力已经大大退化，

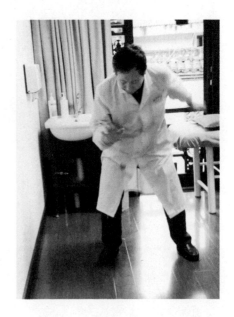

精子质量也在退化。我看到过一个权威数据，40 年间全球男性的精子质量下降了六成。精子质量差与一些不良的生活习惯息息相关，而久坐就是影响精子质量的一个重要环节。"

现在有三大精子杀手，除了久坐外，就是高温和辐射。董教授举了很多例子，比如很多年轻男性喜欢泡温泉、蒸桑拿。"研究表明，35℃是最适宜精子生长的温度，高温容易损伤精子，因此，有生育要求的男性，要尽量避免让睾丸处于高温状态。泡温泉、蒸桑拿、做水疗等都会让睾丸处于高温环境中，年轻男性最好不要去。另外，厨师在我这里求诊的挺多，因为炉灶的温度太高。而辐射的问题更是普遍，如长时间上网玩手机，将 iPad、手提电脑等放在大腿上上网或看电影，这种对睾丸的近距离辐射更容易损伤精子。"

睡觉最养人，每天必睡子午觉

请董教授概括自己的养生经，他认为最核心的一点就是睡子午觉，因为此时睡觉最养人。"失眠催人老。有人说，他可以打三天三夜扑克，不睡也没问题，那是健康透支，等年纪大了，叫苦也来不及了。"董教授说。

每天，董教授必定会睡子午觉。"子午觉是指在子时和午时入睡。子时是从午夜 23 时至凌晨 1 时，是一天中阴气最重的时候，子时之前入睡有利于养阴；午时是从 11 时至 13 时，是一天中阳气最盛的时候，此时睡觉有利于养阳。"

在董教授看来，人体的健康全靠有规律的养，只有遵循经脉气血运行的自然规律，做到饮食有节，起居有常，方能使身体达到和谐。"睡觉时，把坏情绪关在屋外，也是睡眠好的重要因素。尽量让自己做到五个乐，即苦中作乐，知足常乐，自得其乐，天伦之乐，助人为乐。"董教授说。

"虽然很多人也睡午觉，但姿势不对反而会伤身体。长期趴着睡，一是会造成严重的颈椎、腰椎疾病，二是容易使经脉气血运动受阻，所以午睡最好能平展身体，舒服地躺下。"董教授说。

对于午睡时枕头的选择，董教授也有讲究。"千万不能把头耷拉在椅背上或者以臂为枕，必须选择可以支撑头部的枕头，比如U形枕，或者两边高、中间低的枕头，材质不限，以舒服可支撑为要义。另外，胸前一定要盖点东西。放下一切杂念和烦心事，快速入睡，这样的睡觉最为养人。"董教授说。

三餐正常，动笔书写，牙齿全是"原装货"

虽然已经70有余，但董教授的一口好牙着实让人羡慕，他自豪地告诉记者："我这一口牙齿都是'原装货'，没有镶牙或者种植牙。"董教授自己分析，遗传基因固然是很重要的一部分，最重要的是，他从未把自己当作老年人看待。

"平时有空还经常写写养生文章，人的脑子就是要常用才不会生锈。"在讲解养生经时，董教授边讲边在便签上书写，思维敏捷，他说："总的来说，我的观点是要吃得香，以求想吃、吃得下、能消化，让胃得到应有的待遇，则胃纳正常，脾为之健运，气血充足，既保证了生活质量，生命质量也得以保证。"

具体怎么做呢？董教授一一解释给我们听："吃饭的量，若要好，七分饱，而饭菜的温度宜温，不宜过凉。我家的碗都是那种碗沿较高的，方便保温。吃东西应该尽量少吃偏酸性食物，多吃碱性食物。"董教授说。

对于补品，董教授的建议是因人而异。他唯一的饮料就是绿茶，每天都会喝上几杯。"世界上最好的饮料不是咖啡、可乐，而是茶，尤其是绿茶，具有提神、强心、利尿、消腻、降脂的作用。"董教授这样说。

为高血脂、高血压人群奉上秘方
——决明枸杞荷楂饮

国家级名中医程志清的调养之道

大咖名片 -

程志清

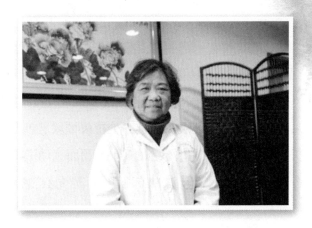

　　程志清，教授、主任中医师、博士生导师，
第五批全国老中医药专家学术经验继承工作
指导老师。

冬天是心脑血管疾病的高发季，对心脑血管病患者来讲，冬令保养显得尤为重要。

国家级名中医程志清有高血压家族史，但这么多年来，她的血压一直控制得比较好。她有什么秘诀呢？

⑨ 每天走9000步，泡脚20分钟

冬季，不管有无心血管疾病，头、背、脚三个部位的保暖都是非常重要的。

头为诸阳之会，手、足三阳经均会聚于头，五脏之精气皆上注于脑。到了室外，要注意防止体温散失，最好将容易散热的暴露部位（如脸、脖子、手、头等）加以包裹，如戴口罩、围围巾、戴手套和帽子；在室内，可以多穿件小背心，防止背部受凉。

"冬天，我习惯晚上睡觉前用热水泡脚，泡个20来分钟。"程志清说，心脑血管疾病患者用红花泡脚可以活血通络，祛瘀止痛，还能降低血液黏度，效果蛮不错。

对于健康人群来说，睡前泡泡脚也是蛮好的，可以用温水直接泡；也可以在水里加点药材，如艾叶（10克）、红花（10克），寒气比较重的人可以加点生姜（10～15克），以温阳活血。先把这些药材煮10多分钟，让药性挥发出来，然后倒入泡脚盆，泡上20分钟左右就可以了。泡脚时水温不要过热，否则容易使人出汗，泡脚出汗就过头了，反而扰动了阳气。

程志清还有个习惯——每天要走9000多步。她说："锻炼可有效提高机体抵抗力，不过有高血压、高血脂、高血糖的人，运动要适度。"

如果血压高于180毫米汞柱，不宜到户外运动。冠心病患者应在进餐1小时后再行走，每天1～2次，每次半小时，走路时步速不可过快，以免诱发心绞痛。长期坚持走路可促进冠状动脉侧支循环形成，有效改善心肌代谢，减轻血管硬化的程度。此外，心脏病、气喘或是心肺功能不佳的患者，步行时必须特别注意身体状况，感到不舒服就要停止。

⑧ 少量多餐，多吃含钾高的食物

心血管疾病患者千万注意，日常饮食要把握清淡的原则，严格控制食盐的摄入，少食煎炒炸之物；可炖些瘦肉、鱼类等，整只鸡连皮一起炖则应避免。

饮食只需半饱，并做到少量多餐（一日 5 ～ 6 次）。饭后是心血管意外的高发时段，这是因为，人体的血液供应一般是均匀的，并随着活动而调整，饭后血液主要供应到胃、肠等消化系统，而心脏、脑部的供血、供氧量会相对减少，如果吃得过饱，对高血压、冠心病、心功能不全等患者而言，会加重心脑血管的缺血、缺氧程度，非常危险。

另外，要注意餐后不要急于活动，否则除了要为消化系统供血以外，还要增加肢体的血液供应，将导致心脑血管进一步缺血、缺氧。

程志清建议，冬季可多食香蕉、番茄、茄子、橙子、橘子、柿子、坚果、豆类、瘦肉、海带、蘑菇、紫菜等含钾高的食物。含钾食物有利于降血压，因为钾可以增加尿中钠的排出，使血容量降低；钾还可以软化血管，有助于降血压。还可进食一些具有补肾益肾功能的食物，如核桃、板栗、桂圆以及黑米、黑豆、黑木耳之类的黑色食物。

⑧ 别盲目进补，养心才是最高境界

杭州人热衷于冬令进补，但补什么还得看个人的体质。

程志清说："有不少心血管疾病患者认为，冬天要吃红枣、桂圆、带衣的花生和阿胶等，我告诉他们，这是把自己往绝路上吃。"很多患者的血液黏稠度本来就已经很高，而进食这些食物会进一步增加血液黏稠度，从而诱发中风、心绞痛、心肌梗死等。

还有些患者对于小辈们送来的铁皮枫斗之类的保健品非常喜欢，一拿到手就赶紧吃起来。殊不知，他们本身就是痰湿体质，舌苔厚，大便烂，身体就像一块湿润的沼泽地，而铁皮枫斗是补阴的，对他们来说，吃铁皮枫斗就相当于往身体里面浇水，没有任何益处。所以说，进补一定要在医生的指导下进行。

其实，养生的最高境界还是养心，即所谓"恬淡虚无，真气从之，精神内守，病安从来"。有的人每天都很焦虑，气不通，血凝滞，没病都会生出一身病来；而有的人开朗乐观，即便有病，也能好得快一点。

多喝决明枸杞荷楂饮，有助于降脂和降压

在此，程志清为大家奉上自己的独门方子——决明枸杞荷楂饮，适合于高血脂、高血压、肥胖人群作为日常茶饮。

取炒决明子 15～30 克，枸杞子 15～30 克，荷叶 10～15 克，生山楂 10～15 克。将食材用冷水浸泡半小时后用大火煮开，转小火煮 15～20 分钟，再倒入保暖瓶中当茶饮，每日一剂。

决明子具有清肝明目、润肠通便的功效。现代药理研究证实，决明子含决明素、维生素 A 等，具有保护视神经、降血压、降血脂、调节免疫功能等作用。决明子中含的低聚糖、蒽醌苷等也有降血压作用，还能降低血中的总胆固醇和甘油三酯。

枸杞子性平味甘，能够滋补肝肾，益精明目，养血安神。现代研究表明，枸杞子含有丰富的枸杞多糖、β-胡萝卜素、维生素 E、硒及黄酮类等抗氧化物质，有较好的抗氧化作用，有助于延缓衰老。

荷叶清香升散，具有消暑利湿、健脾升阳、散瘀止血的功效。近代研究证实，荷叶有良好的降血脂和减肥作用。

山楂味甘酸，性微温，有消食化滞、散瘀止痛的作用，常用于治疗饮食积滞、胸腹痞满、女子血瘀腹痛等。现代药理研究发现，山楂能调血脂、降血压，其降压作用主要与其中的三萜类和黄酮类成分有关。

以上四味药合用能补肾清肝，调脂降压，长期服用对高血压、高血脂、肥胖及便秘患者有一定的效果。脾虚便溏者不宜服用；若心肝火旺、脾气暴躁、口舌易生疮者，则去掉枸杞子。

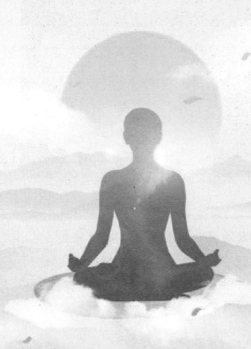

第二章

女性养生——
日常生活中的美丽秘诀

女性葆青春的秘方既不昂贵也不难求，全在日常生活里

女中医杨敏春教你养气色

杨敏春

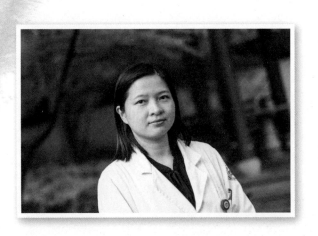

　　杨敏春，清代名医陈莲舫第六代传人，浙江医院中医内科副主任、副主任中医师，浙江省中医药学会脾胃病分会青年委员会副主任委员。

不觉杭州日报读者

在神养内足，在福养绵长

杨敏春

只有女人才最懂女人。在浙江医院，谁有皮肤问题或药膳食补的疑问，去找中医内科副主任杨敏春肯定没错，同事们管她叫"仙姑"。

尽管每天门诊、教学、研究异常忙碌，杨敏春却保养得宜，是位气血充盈、皮肤白皙的美人。

杨敏春说："这是中医的恩赐，得益于中医的自我调理。35 岁对于女性来说是一道坎，很多女性都会重视自己的化妆品，防皱抗衰老绝对是主打，但实际上，女性永葆青春的秘方既不昂贵，也不难求，全在日常生活里。"

上下午案头茶不同，推荐陈皮泡水喝

只要坐下来，杨敏春总是青瓷茶杯不离手。采访这天，她手头照例捧着茶，我问她："今天的案头茶是什么？"杨敏春掀开杯盖，里面是一大片陈皮，泡着温水。"杭州春季湿气重，陈皮有祛痰湿的功效，这段时间我喉咙不舒服，每天用陈皮泡茶喝几杯。"杨敏春说，在她家，十年陈的新会陈皮是常备药材。

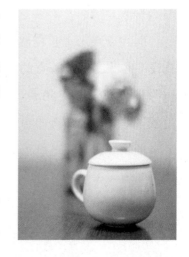

作为资深茶客，杨敏春爱喝茶，但她上午和下午的案头茶各不相同。"上午，我通常喝点

红茶，比如九曲红梅、金骏眉，只用手捏一小撮，取红茶的温润；下午，午睡后，身体开始浮躁，需要来点清火的绿茶，龙井、安吉白茶都挺好的，20多片足矣。"杨敏春说。

这些年，杨敏春只喝淡茶。《饮茶诀》里有这样一句话：'淡茶温饮最养人。'这是有道理的，浓茶内的茶碱含量相对较高，会引起神经系统功能失调，还会造成胃酸分泌过多。"

坚持20年，早餐一粥一水不断

杨敏春主攻脾胃和妇女内科两个方向，她说："十个女人九个寒，完全不夸张。但千寒易除，一湿难去，内湿对于女性的伤害比寒更大。"

中医学中，内湿主要指人体内脏腑功能出现异常，尤其是脾胃不和。脾胃是运化水湿的"大总管"。我们平时喝的水可以满足人体需要，滋润到全身，就像浇花一样，但当脾胃失调时，水分排不出去就会停留在体内，从而形成湿气。

所以，杨敏春从20年前学习中医开始，就将祛湿健脾作为生活习惯，常抓不懈。每天早晨，杨敏春家的餐桌上没有花哨的摆盘，但一粥一水不断。

"粥是小米粥，小米最养人，能健脾养胃，清热解渴助眠，同时小米最适合熬粥，淀粉经过糊化后绵软柔滑，非常好消化，任何年龄段的人都适合吃。"

而红豆薏米水是杨敏春重点推荐的。"红豆薏米水能祛湿补血，薏米要选没有霉味、软糯一点的，这样煮出的薏米水有着浓浓的米香；红豆以赤小豆为优。每次各取50克，放进炖锅里，煮成汤，但要记住，不能放糖，一旦放了糖，祛湿补血的功效就打折扣了。"

杨敏春提醒，这些汤汤水水千万不要等想到了才去煮来喝，持之以恒才会有实效。

◎ 玫瑰花是妇女之友，几块钱的甘油效果不错

和身边的其他女性一样，杨敏春爱花，更爱花茶，但诸花之中，她独爱玫瑰。"玫瑰花是妇女之友。"杨敏春笑着说。

《本草纲目拾遗》中写道："玫瑰纯露气香而味淡，能和血平肝，养胃宽胸散郁。"因此，将玫瑰花作为药材，古代便已有之。现在，经过品种改良，玫瑰花已经有了不同的品类，不少女性都将玫瑰花饮作为日常花茶饮用，这样靠谱吗？

杨敏春对玫瑰的药效很是推崇，她说："一般市面上有三种玫瑰干花可选，较为常见的是甘肃苦水玫瑰，这种玫瑰花蕾较小，但味道很淡，通常不太适合茶饮；后来又出现了法兰西玫瑰，其茶饮呈黄绿色；现在身边的朋友大多用大马士革玫瑰当茶饮，一两朵即可，香味蛮浓郁的。"

细细打量杨敏春，只见她皮肤白皙，有着健康的光泽。打听她护肤的方法，她说："有一年，我最爱用的是甘油，就是那种放在超市货架最深处的甘油。别看它只卖几块钱，拍上爽肤水之后使用，治好了我脸上的过敏和干燥。"

皮肤状况稳定下来以后，她每晚必用的就是玫瑰纯露。如果有时间，她还会教朋友在家制作玫瑰纯露，在她看来，这是不费钱又简单的保养品。

◎ 披发缓行，年轻人不妨练八段锦

身为女性，每天接触的患者又多为女性，杨敏春深刻体会到，女性要先爱自己，才有能力照顾别人，不管工作、家事、养育孩子、照顾家中长辈等事情多么繁重，女性一定要留点空间和时间给自己。

平日，杨敏春穿着朴素宽松，鞋子多为平跟软底，多年的发型都是过肩长发，她说："《黄帝内经》写道，披发缓行。披发指的是古人束发，春天要放开、散开；缓行就是缓慢踱步。这点对于职业女性尤其适用，下班后要懂得放松自己的心情，披散发束而不苛求外表严整，心境的豁然开朗也是青春的另一把钥匙。"

比起用昂贵的保养品和中药材，杨敏春更重视每天的运动。她作息规律，几乎不熬夜，晚上 12 点以前一定就寝。杨敏春认为，与其花大价钱做全身 SPA，排毒抗衰老，不如每天早晚各打一套八段锦，将健身气功视为生活的一部分，她也是这么做的。

"和太极拳不同，八段锦简单易学，不需要专门的师傅来教，从网上下载个视频到手机上，就可以跟着一起练习了，而且不受时间、场地的限制。八段锦练完一遍 15 分钟左右，可以在工作间隙或下班后练习，年轻人都值得练一练。"杨敏春说。

每天食嫩姜两三片，
夏季要"热"着过

中医肿瘤专家张爱琴谈女性夏季养生

大咖名片

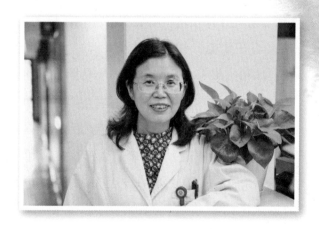

张爱琴，浙江省肿瘤医院中医肿瘤科主任、主任中医师。

祝杭报读者：

生活如花

张爱琴

见过张爱琴的人都会有这样的印象：面色红润，皮肤白皙，面带笑容，精气神十足。

作为浙江省肿瘤医院中医肿瘤科主任，张爱琴的门诊患者挺多，问题也多，但不管看门诊看了多久，张主任总是笑眯眯的，有问必答。一听说记者来问养生经，张主任思索了一会儿说："夏天比冬天更要抗寒，必须学会热着过。"

夏季也要抗寒，每天食嫩姜两三片

去采访张主任这天，她白大褂里穿着一件半高领的连衣裙，裙长过膝。她解释说："一般夏季空调开得很足，要保护颈椎和膝盖。从中医角度来说，夏季有寒邪，一是来自于受凉，如洗冷水澡、蹚凉水、吹空调；二是从饮食中来，如吃冷饮、冰镇水果等，这些寒邪都容易导致颈椎病或湿气难除等问题。"

"在冬季，人们更加注重防寒保暖，不爱贪凉，所以，从养生的角度来说，夏天比冬天更需要抗寒。"张主任说。那么应当怎么抗寒呢？在夏季，张主任拔火罐的频次高了起来，"一周拔一次真空火罐，颈椎部位寒气会少一点。"另外，因为门诊时说话比较多，张主任咽喉不好，每年的三伏天，她总会用三伏贴贴一贴膝盖，再贴一贴咽喉，很有效果。

夏季伏阴在内，暖食尤宜，不管夏季还是冬季，张主任从不吃冷饮或者棒冰。夏季，她只要逛菜场，有样蔬菜是必买的。"俗话说'冬吃萝卜夏吃姜，不劳医生开药方'，嫩姜可以温胃散寒，增进食欲，我们家从嫩姜上市吃到下市，基本上每天换着法子做嫩姜。"张主任说。

"嫩姜都不用去皮，切薄片后放在玻璃瓶内，再放一点白醋和糖，腌渍两天，脆脆的，一点也不辣；来不及腌渍时，可以把嫩姜、黑木耳、肉片一起炒着吃。我在外面吃过一道子姜炒鸭，也是不错的。"张主任说。

"姜片不用多吃，腌渍的姜片每天吃两三片就可以了。杭州刚刚出梅时天气还挺潮闷，我想到了重庆人吃川菜去湿，南方人吃不了口味火爆的川菜，巧用川菜食材也能达到同样的效果。比如我在炒青菜时会放一撮红花椒，冷油放花椒，然后倒入青菜一起炒，口味微麻，蛮对我家人的胃口。"

在雨水多的夏季，只要蹚过冷水，或者淋到雨，张主任总是端着一杯红糖生姜茶，连读大学的儿子也煮得一手暖心姜茶。"煮姜茶的姜不能选用嫩姜，最好用姜味浓郁的本地老姜，取大拇指那样大一块，切片之后放入锅中，煮 10 分钟左右，把姜汁煮出来，再放一点红糖，酽酽一杯喝下，我觉得还挺舒服。"

🌀 一天两杯水，这些水肝脏爱喝

老患者都知道，张主任看门诊，手边必有茶，她笑着说："一天两杯茶，我肯定少不了。我一天的喝水量近两个热水瓶。"

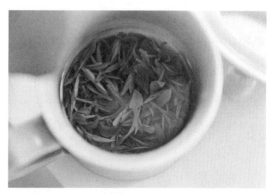

张主任说的两杯茶，指的是上午一杯绿茶，下午一杯花茶。"喝绿茶是我坚持了 20 多年的习惯。绿茶的清香沁人心脾，清早喝绿茶，感觉精气神都被提起来了。下午喝花茶，则是我近四五年养成的习惯。"

很多人喝花茶时喜欢把花放在玻璃杯里，看花朵慢慢舒展开来；张主任却说："一般来

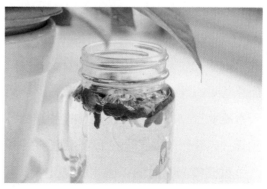

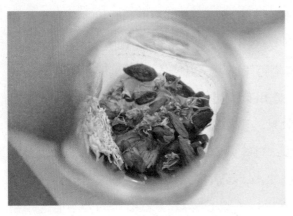

说，我都是上午就把花茶泡好，放在保温杯里闷着，到了下午，花茶的药性就出来了，然后取一个玻璃杯加水兑着喝。这样茶的浓淡适宜，不会越喝越淡。"

仔细瞧瞧，张主任杯子里的花茶，花样还蛮多。"这是我夏季常喝的花茶，里面的安徽滁菊、枸杞子有明目的作用，玫瑰花、铁皮石斛花则有疏肝解郁的作用。四味料的味道都很清香，一般体质的女性都可以喝。"

事实上，在门诊时，不少患者都会问张主任："除了吃中药以外，我们能不能喝点什么补一补？"张主任给出的意见是："每个人的情况有所不同，比如铁皮石斛、西洋参、枸杞子和菊花，这几味药材组成的花茶比较适合放疗患者，尤其是头颈部肿瘤患者放疗后可以当水喝；绞股蓝、三七花、山楂、枸杞子组成的花茶则适合高血脂患者喝；而炒香的大麦茶有开胃的功效，小孩子也能泡水喝。"

养花养心，瑜伽球上练平板撑

张主任平时坐诊挺忙，但在她脸上丝毫看不到终日对着电脑的暗沉色，问及有什么保养诀窍，她坦言："睡眠对于人的精神状态和皮肤很重要，晚上 11 点我肯定入睡，早上 5 点半起床，深度睡眠时间比较长。"

起床之后，张主任就会去院子里为花剪枝、浇水。她说："养花养心性，四季皆可有花，夏季塘里的荷花开得热闹，春天有山茶花，秋天有桂花，冬天有蜡梅、红梅，其间还有各式各样的月季花，四季不断。看着花儿从花苞到绽放，一个生命的全过程都在眼前展露。"

只要周末有时间，张主任必定会爬一次山。"以前家住西湖边，宝石山可以一鼓作气爬上爬下；现在爬山不固定地方，但肯定会爬到出汗为止。"

在瑜伽球上练平板撑，是张主任在家常练的瑜伽动作。"把小臂放在瑜伽球上，手臂和躯干成90度，身体形成一条直线，这样的软硬度和姿势更适合女性。不用追求时间长短，从1分钟开始练，慢慢就会感觉到腰腹力量增强了。"

工作间歇，张主任会见缝插针进行站桩。"俗话说'百练不如一站'，以前习武的练站桩是为了长功力，但我觉得站桩的养生功效更有意义。"

《黄帝内经》中提到'提挈天地，把握阴阳'，讲的就是站桩时两足生根，与大地浑然一体；双臂环抱，如太极在胸中。在站桩过程中要保持呼吸的均匀调顺，精神与形体的和谐一致。这是一种天人合一、以意领气、以气运身、外静内动的锻炼方法，可以实现人体的阴阳平衡，还能开通经络，调和气血。"张主任给我们这样示范：两脚与肩同宽，两膝微屈，双臂平举，手不高于肩，周身放松，空胸实腹，如抱气球，两目微闭……

"站桩简便易行，不受时间和空间的限制，我基本上每天坚持练10～15分钟。多数上班族坐着工作是常态，只要抽出5～10分钟的时间练一练站桩，就能让脊椎得到放松，而且站桩时呼吸调整加深，有利于肺部健康。"张主任说。

梳头通经络，
游泳防苹果肌下垂

美容专家张菊芳教你这样美容

大咖名片

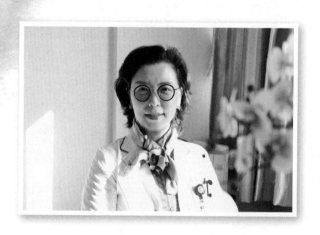

张菊芳，杭州市第一人民医院整形美容科主任，南京医科大学硕士生导师。

杭州市第一人民医院整形美容科掌门人张菊芳很少做保养，却长得肤白貌美，完全看不出其实际年龄。让自己变美，张菊芳既不靠大牌化妆品（她包里放的都是平价护肤品），也不进美容院（她的秘诀是多喝水，多梳头）。为了预防面部下垂，她还会经常游泳。

按她的话说，女性的美就是"有善心，不讲究"。

杭 杭报读者：
健康快乐
善良漂亮

张菊芳

③ 每周敷面膜，很少用大牌

都说女人是水做的，为了给皮肤补水，张主任每周都要敷面膜。

"许多人都会买面膜，但如何选择有讲究，一定要买安全性高的。"张主任说，凡是印有"美白"等字眼的面膜，她一律不选，"有美白功效的面膜通常含有激素、荧光剂等物质，长期使用对身体不好。"

一般整形美容科的医生都会购买医用面膜，这种面膜只有单纯的补水功能，没有香味，敷在脸上也不刺激，每周敷一次即可。如果面膜敷在脸上感觉冰冷、刺痒，要马上停用。

在张主任的办公桌抽屉和包里放着一些护肤品，细细一看都不是大牌。与大多数人喜欢购买国外的名牌护肤品不同，张主任对护肤品的牌子从不讲究，按她的说法，一些国产护肤品反而更适合东方女性。

早上起来，张主任会用清水洗脸，然后涂上乳液、面霜、隔离霜。为了预防紫外线对皮肤的伤害，她

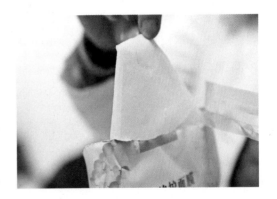

总是戴上帽子再出门。晚上回家用洗面奶清洁皮肤后，再涂上爽肤水、乳液。在这些护肤品里，还可以见到国民品牌"大宝"。

"适合自己的就是最好的。"张主任从不去美容院，因为美容护理只能起到深部清洁的作用，平时自己在家就能做。25 岁以后，皮肤里的玻尿酸开始流失，要预防衰老，除了医学美容外，关键是要做到少熬夜。

梳头和游泳对头面部好

"平时，我喜欢用双手拍脸，按摩脸部，我随身还带着牛角梳和木梳，时不时地梳两下。"张主任说，梳头可以改善头皮和大脑的血液循环，缓解疲劳，"中医说，每天梳头 200 下，可通经络。"如果身边没有梳子，可以用手指梳头皮，效果也一样。

张主任有一位亲戚，夫妻俩都快 80 岁了，但看起来还很年轻，精神状态也极好，他们的秘诀就是多喝水、多梳头。

平时，张主任特别注意补水，每天要喝掉一个热水瓶的水，吃饭也喜欢吃稀饭，还喜欢喝汤。早餐通常是一瓶酸奶、一碗稀饭，外加两只水煮鸡蛋；午餐是一个包子、一只苹果；晚餐只吃两勺饭，外加适量水果，不给肠胃增加负担。有时饿了，她会吃些腰果、山核桃仁等坚果垫垫肚子。

"四五年前，我发现自己有小肚子了，突然意识到要开始控制体重了。"张主任笑笑说，从那时开始，她养成了去健身房的习惯，每周必去两次，在跑步机上跑上一小时，出出汗、排排毒，对皮肤也好。

"要想面部皮肤好，游泳也很有帮助。"张主任说，游泳的时候需要不断张嘴呼吸，可以运动面部肌肉，预防苹果肌下垂；而且水养人，爱游泳的人皮肤也会更紧致。

轻微斑秃可用生姜擦头皮

脱发、白发困扰着许多年轻人。"脱发与激素分泌失调有关，熬夜也会脱发。脱发、头发早白都会让人产生自卑感。"张主任说，有的人为此吃黑芝麻、黑豆，做头发护理，但这些方法未必有用。

对于轻微的斑秃，用生姜擦头皮有一定帮助，但它对雄激素性脱发无效。吃药可以缓解脱发，但张主任建议，最好的办法还是改变不良的生活习惯。

"平时，我很少扎头发，扎头发时也不能过紧，否则会引起机械性脱发。洗头时选择普通的洗发水即可，洗完上护发素，这对修复头发毛鳞片有好处。"张主任说，对于严重的脱发患者，建议到医院植发。

有些人头发早白，经常焗油染黑。张主任也有白发，不过她每次只染局部，一年只染三四次。不管男女，年纪大了发量都会减少，她建议可以适当补充激素。

大咖口述

会睡的女人才美

女性的美是睡出来的。每晚，我都保证在11点前上床睡觉，熬夜对女性的皮肤不好，容易发生蜡黄、晦暗，还容易长斑。以前我值夜班时需要熬夜，因此养成了午休10分钟的习惯，打个盹，下午精力充沛，胜过晚上睡一两个小时。有时出差，我也会在车上打个盹。

晚餐别吃太饱。有时难免有饭局，饭后我就走路回家，睡前还会泡个脚，我特意买了个电热盆，每次都要泡上二三十分钟。

要变美，还要保持一颗善心。如果遇到困难，我就做做深呼吸，慢慢地，心情就会顺畅起来。

化妆对于女性来说很重要，平时，我出门前一定会化个淡妆，这样一天的心情都会好。一次去法国旅游，看到一位70多岁的法国老太太，只见她驼着背，走路颤颤巍巍的，脸上却化了精致的淡妆，身上穿着长裙，脚上是一双半高跟鞋，拖着的篮子里还放着一束玫瑰。这个场景让我莫名地感动，美的呈现是综合的，它与举止、谈吐、穿着都有关。

妊娠期不想得
糖尿病怎么办

产科专家陈丹青：饮食要学会"斤斤计较"

陈丹青

大咖名片

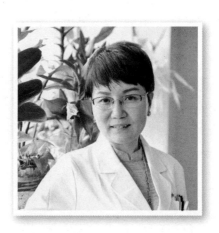

陈丹青，浙江大学医学院
附属妇产科医院产四科主任、
主任医师、教授、博士生导师。

都说浙江大学医学院附属妇产科医院产四科主任陈丹青很懂营养管理，我们见到陈主任时，她正结束医院的糖尿病一日门诊，身边围着许多向她讨教饮食经验的准妈妈。熟悉陈主任的人都知道，她对饮食"斤斤计较"。

陈主任说，作为产科医生，要懂得营养管理，才能影响身边的每一位准妈妈，不让她们走入健康误区。

二胎妈妈体重200斤，爱吃东北大肉

除了初产妇外，如今二胎妈妈也越来越多，她们的年纪多在 35 ～ 40 岁，在营养管理上很容易走入误区。

"一怀孕，准妈妈就成了'熊猫宝宝'，许多人会吃高能量、高脂肪食物。"陈主任说，大家有个普遍的误区，认为孕妇吃素没有营养，但在门诊中，妊娠合并糖尿病或高脂血症的准妈妈特别多，其中大部分人不爱运动，喜欢熬夜和吃夜宵。

有个诸暨的二胎妈妈，因为胸闷来找陈主任看病，一称体重，已经达到了 200 多斤，再一问，她天天晚上吃夜宵，尤其爱吃婆婆炖的东北大肉。这位准妈妈，怀头胎时体重就严重超标，二胎更是没有顾忌。

"这位孕妇餐后血糖达到了 13，是正常标准的两倍多，可以确诊为妊娠

期糖尿病。不出所料，肚子里的宝宝剖宫产出生，也是个 8 斤多重的巨大儿。"陈主任说，另一位二胎孕妇怀孕才 6 个多月，体重就达到了 160 多斤，加上头胎是剖宫产，这次早产的风险很大，不仅手术损伤加大，产后出血的可能性增加，孩子也容易发生新生儿呼吸窘迫综合征。

"许多人不了解孕期营养管理的重要性，殊不知，得过妊娠期糖尿病的孕妇，30% ～ 50% 的人在若干年后会患上糖尿病，其后代的身体发育也会比正常儿童差，将来更容易患上肿瘤和各类代谢综合征。"陈主任说。

🌀 进餐前最好算一算热量

"20 世纪 90 年代，大家都比较关注孕期先兆子痫、妊娠高血压综合征等疾病，很少关注孕期的营养管理，如今不同了。"陈主任回忆，那时的孕产妇虽然很少参加孕检，但吃得也少，准妈妈们的运动量要比如今大得多。

陈主任说，以前，大家出行时普遍都是坐公交车或骑自行车，即使怀孕了也不例外，因此许多人直到生孩子的那一天，体重也不会超标。

"尤其是高龄孕妇，最关键的就是要进行孕期营养管理。如果血糖高，每餐饭后都要散步半小时，或是打打太极拳、扫扫地、做做家务等，保证每次消耗 80 ～ 90 千卡的热量。"陈主任说，妊娠期糖尿病主要表现为餐后血糖升高，因此平时要保证三大餐和三小餐。每次正餐吃七八分饱，每餐之间吃一些点心，比如喝杯牛奶，或者吃个水煮鸡蛋，种类多一些，量少一些。

平时，陈主任建议准妈妈们学会计算食物的热量，比如早餐吃一碗杂粮稀饭和一个大番茄，加起来有 250 千卡热量，刚好占每天总热量的 10% ～ 15%。陈主任每次中午前从手术台上下来，也会喝一杯酸奶或吃个水煮蛋，但很少吃糕点和饼干。

许多人菜吃得少，米饭吃得多，这也不好，尤其是精米，升糖很快，陈主任建议只在中午吃。如果食堂里有山药、土豆等淀粉含量高的菜，米饭可以不吃。平时做菜，也建议以清蒸为主，一天只摄入 20 ～ 30 克油。

"夏天到了，许多人爱吃水果。"陈主任说，孕妇吃水果，每天半斤就足够了，尤其是西瓜，小个头的麒麟瓜最好吃四分之一，而且不建议晚上吃，否则起夜多，还会引起孕期水肿。

③ 饭后散步增强幸福感

医生很忙，经常在手术台上连轴转，但陈主任说，她身边的许多同事会在每天晚饭后出门走上 8000 步。

"这样可以预防发胖。"陈主任说，空的时候，晚上她会从白堤走到平湖秋月，听听歌曲，看看夜景，走到微微出汗为止，这样能调节心情，增强幸福感。双休日有时间，花上两个半小时，绕西湖走一圈也不错。

"孕妇也一样，千万别吃饱了就躺下，餐后半小时到一小时，一定要起来活动活动。"陈主任说，许多孕妇爱睡懒觉，上午 9 点多才起床吃早饭，到了 11 点半又紧接着吃中饭，这样很容易发胖。"孕妇要规律生活，早上 7 点半起床吃早饭，晚上也别熬夜。有些孕妇睡得很晚，肚子一饿就忍不住吃夜宵，造成恶性循环。"

怀孕以后，胎儿要从妈妈体内吸收糖分，准妈妈容易饿，因此控制血糖也需要更严格，常人空腹血糖要求在 6.1 以下，准妈妈则要求在 5.1 以下。陈主任说，15% 的孕妇可发生妊娠期糖尿病，一定不能掉以轻心。孕 24 ～ 28 周要做糖耐量测试，空腹血糖 5.1，餐后 1 小时血糖 10.0，餐后 2 小时血糖 8.5，只要任意一项超过这个数值，就可以确诊为妊娠期糖尿病。

很多女性的胸部疼痛
竟与不会选内衣有关

乳腺名医孟旭莉谈女性乳腺健康

孟旭莉

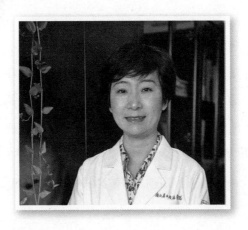

　　孟旭莉，教授，浙江省立同德
医院党委副书记、乳腺甲状腺外科
主任。

拥有一副窈窕身姿，是每个女性的梦想。听说无钢圈文胸对乳腺好，我要不要跟风来一个？不少同事做了胸部保养，有科学依据吗？

"这几年，随着女性对乳腺健康知识的了解，来看门诊的女性朋友都是'有备而来'，但误区也不少。"女性曲线该如何打造？乳腺名医孟旭莉教授从 1990 年开始从事乳腺研究，她说这得从愉悦自我谈起。

养多肉植物愉悦自我

虽然孟教授每天手术不断，再加上医院的行政事务处理，甚是忙碌，她却是一个懂得愉悦自我的外科医生。

走进孟教授的办公室，大家都会眼前一亮：办公桌边摆着一个实木花架，10 多盆多肉植物以及绿萝、仙人掌分门别类摆放，显得生机勃勃。工作累时，在这个花架前站一会儿，绿意盈盈，舒缓压力再好不过。

凑近仔细一瞧，这一盆盆多肉植物和其他植物组合成盆景风格，虽然小景不少，但以姹紫嫣红的多浆多肉植物最为抢眼，要知道，这可是多肉界出了名的娇贵品种。向孟教授讨教养多肉植物的秘诀，她摆摆手说："也没有什么诀窍，充足的光照，再加上一周一次的浇水即可。它们就和人一样，适当地沐浴阳光，情绪愉悦，也就不会生病了。"

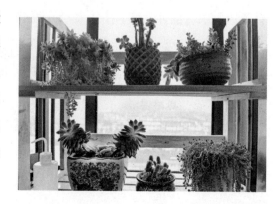

孟教授说："很多人认为乳腺疾病是情绪病，这是有一定道理的。比如有的女性对外界反应过于敏感，易激惹，那么就容易导致丘脑－垂体－卵巢轴功能紊乱，由此造成性激素水平紊乱，导致乳房结构紊乱而出现乳腺疾病。"孟教授建议，现代女性的工作节奏很快，压力也大，因此女性得有自己的兴趣爱好，为情绪的疏导找到一个出口，有疏有导，乳腺才会健康。

⑨ 得空就练三组瑜伽

毋庸置疑，作为一个外科医生，工作多，压力大，但如何找到压力与放松之间的平衡点呢？孟教授有她自己的一套方法。

"浙江省立同德医院倡导劳逸结合，为了帮助职工解压放松，给职工提供了很多社团活动，如篮球协会、足球协会、瑜伽协会、摄影俱乐部、登山队、长跑队等，每周的社团活动都开展得热热闹闹。医生好，患者好，医院好，这就是一个良性循环。如果有时间，真想去每一个社团都体验一下。"

当时，孟教授参加了一周两次活动的瑜伽社团，由专业瑜伽老师教学。"因为工作忙，我不太有时间专门换衣服做操，所以结合老师的教学，我给自己设计了一套瑜伽动作，在办公室或者开会间歇都可以做，没有什么场地的局限。"

孟教授身体柔软，做起瑜伽动作来如行云流水，她给我们演示了三组动作：①双手交叉互握，向头顶上方伸直，维持数秒；②坐在硬靠背椅上，两手放在背后交叉互握，身体向后方伸展，并将胸部挺起；③站在与腰齐高的桌子边，双臂前伸，双手扶住桌沿，腰部放松，头部下垂。

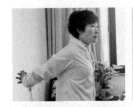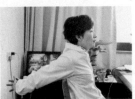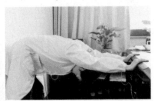

她说："我的腰椎不好，手臂也因为长时间动手术需要放松，这几个动作恰好可以缓解这方面的问题，亲测有效。另外，这三个动作都可以挺拔身姿，

对于乳腺健康也有好处。"

🔄 选择适合自己的文胸

每周一全天是孟教授的门诊时间，来找她的患者中，有三分之一是因为乳房疼痛。

"在触诊时发现，不少患者的文胸尺码太小，硬生生地把乳房挤在一起，不仅没有挤出'事业线'，还因为文胸不透气，汗腺分泌旺盛，乳房上长出了湿疹，这对乳腺是极大的伤害。"

"亚洲人和欧美人的乳房外形完全不同，亚洲女性的乳房底盘大，不像欧美女性那样是高耸型乳房，所以这也是很多女性选择欧版文胸，试图挤出'事业线'，最终却导致乳房疼痛的原因之一。"

除了每年定期做乳腺检查外，孟教授认为，为自己选择合适的文胸，也是关爱自己的表现。

"首先，文胸的内衬最好选择全棉质地，如果质量不过关，很可能会使娇嫩的乳头及其周围发生堵塞。其次，罩杯也要恰到好处，最好能刚好托住胸部，罩杯太大不能托起胸部，而罩杯太小则会阻碍胸部的血液循环。最后是肩带宽窄的选择，胸部大的女性最好挑选稍微宽一些的肩带。"

现在不少品牌推出无钢圈文胸，孟教授有她自己的看法："非高耸型乳房、底盘大的亚洲女性不该赶这个时髦，还是应该选择罩杯合适的有钢圈文胸，对乳房有所承托。"

"很多新手妈妈为了哺乳方便，有时会选择不佩戴文胸，但这样容易引起乳房下垂。乳房下垂后会压迫乳腺血管，影响乳房的血液循环和乳汁的分泌，这种行为也是不可取的。"孟教授表示，乳房下垂同样会引起乳房疼痛。

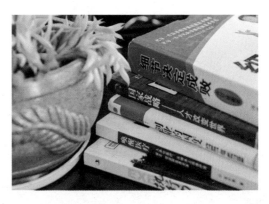

🍵 乳腺按摩多此一举

现在不少美容机构都会有胸部保养的项目，不少女性为了追求乳房挺拔丰满，每隔一段时间就去进行胸部精油按摩。前不久，杭州一位 42 岁的女士，因为迷信胸部保养，想通过按摩把胸部肿块推散，结果贻误了病情。

孟教授这样总结："做乳房精油按摩没有必要，就连乳房按摩也是多此一举。每个女性的乳房，都有其固有的模样，靠按摩并不能改变乳房外形。"

在她看来，胸部按摩容易对乳腺造成不良刺激。另外，不恰当的按摩和挤压手法，可能会刺激癌细胞转移扩散。因此，一旦发现乳房出现肿块等异常，一定要到正规的医院检查治疗。

二胎时代，各种孕产妇的延伸产品也应运而生，回奶师和通乳师更是热门岗位。"一些断奶的女性，一发现乳头有乳汁外溢，就急匆匆找回奶师，以为是断奶没断好，唯恐有积乳。其实，这是与内分泌或者外界刺激有关。小孩触碰了乳房，刺激了乳头和乳晕区丰富的感觉神经末梢，将刺激冲动传至脑垂体后叶，分泌催产素，该激素随血液循环作用于乳腺管周围的肌上皮细胞，使之收缩而将乳汁排出，就会有排乳反射。"

孟教授建议，与其花精力去按摩乳房，不如从洗澡时自检乳房一分钟做起，发现异常及时就医，实实在在地关爱自己。

红花泡水，
铁皮煮水

中医妇科名医顾文平说，这两杯水对女性有益

大咖名片 -

顾文平

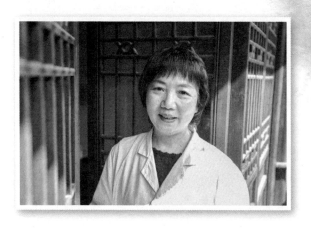

顾文平，中医妇科主任中医师，胡庆余堂名医馆坐诊医生。

顾文平皮肤白皙，气色不错。秋季天气转凉时，很多女性开始穿起丝袜短裙，一展身姿，而顾文平却将自己的小腿包裹得严严实实。平时坐诊时，她的玻璃杯里常有红花或铁皮，她说："这时节，女性要更加学会保养，储藏能量。"

每天喝这两杯水，坚持才会有效果

顾文平坐诊一天，始终处于忙碌状态，好不容易看完患者，天色已经擦黑，她取过玻璃杯喝了一口水，对记者说："平时水里都要加点红花，今天患者一多，就忘记了。"

在眼下天气转冷的时节，她很是推崇红花、枸杞子的功效，她说："红花，很多人印象中只有藏红花，它原产于希腊、伊朗等国，之后通过我国西藏进入内地，现在上海、江苏等地均有栽培，但其实不管是哪里的红花，其疗效都是不差的。"

红花有活血、养血、消斑的作用，有助于调理身体，达到美容养颜的目的。进入秋季，顾主任每天会取些红花、枸杞子，加上开水泡一杯，工作间歇当茶喝，这些年还不定时买些新鲜铁皮石斛煮水喝。"新鲜铁皮石斛性微寒，味甘，具有养阴清热、益胃生津、益肾明目的功效，最适合秋冬润燥。"顾文平说，像铁皮石斛这种块茎类的新鲜药材，最好剪成小段后加水煮上半个小时，把汤汁喝掉，把药材当笋干一样嚼着吃。

顾文平特别指出："如果是胃寒的人，喝鲜铁皮石斛汁时，建议先少量喝几口，试试接受程度，如果身体没有反应，再照常服用。"

每7年一个周期，女性要学会储藏能量

顾文平从事中医妇科临床40余年，她不禁感叹："这些年，卵巢早衰的女性越来越多，而且年纪越来越轻。这固然和生活、工作压力大有关，另一方面也和现代女性生活不规律、忽略很多生活小细节有关。"

人体生长有一定的内在规律。中医理论认为，女性以 7 年作为一个周期，21 岁，身体发育逐渐进入平稳期；28 岁，筋骨强健有力，头发茂盛，身体的生理功能达到顶峰；35 岁开始，身体功能衰老的迹象开始显现，气血逐渐衰弱，面部皱纹滋生，此时养生不可忽视；40 岁以后，衰老加速，更应该重视养生。因此，女性在 35 岁以前，应以保为主；35 岁之后，应以养为重，可以通过一些食补来调理，或选择适合自己体质的补益药物进行调养。

同时，顾文平认为女性一定要管住自己的嘴，做到饮食有节，清淡简单，低盐少油，合理搭配。日常饮食除了适当的食补之外，每年吃点膏方对身体是有益的。"这几年我都会选些补益的中药做成膏或制成阿胶片，每天吃一点，给身体储存点能量。"

❷ 平时可以动动手指，做做养心操

顾文平鲜少进行激烈运动，进入冬季后，她更为注意腿部的防寒保暖："很多女性为了漂亮，会穿露一节的裤子或者短裙，让膝关节或者脚踝暴露在湿冷的空气中，时间一长，就会导致腿部的血液循环不良。"

顾文平平时多以健走以及手指运动为主，动动手指，做做养心操，是她力荐的。"通过双手的操练可以开发大脑，延缓衰老，达到静心养脑、快乐养生的目的。我们的手是与心相连的，即所谓'十指连心'，一双手也是整个人体的缩影。"顾文平说："中医的经络学说认为，全身的 12 条正经，有 6 条是从手指通向全身的，而全身的经络是否通畅，对全身的气血运行影响极大。中医文献上明确指出，心有主血脉、主神志的功能。"

"心灵手巧就是这个道理。另外，手与大脑的关系也十分密切，手部肌肉群的运动对大脑皮层有很大的影响。"顾文平给我们演示起来，十指指尖相对，形如握球，再轻按挤压，使指根相触，反复做 60 下。

"手指养心操在网络上流传挺广，虽然只有几个简单的动作，但能起到宁神养心、健运大脑、灵活双手、安神定志、活血通络、解郁宁心的作用。"顾文平提醒，做手指养心操一定要持之以恒，才能收到良好的效果。

懂得食养补养药养，
保持乐观心态，病魔自然会远离你

省级名中医章勤的妇科养生经

章勤

大咖名片

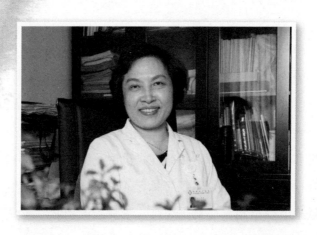

　　章勤，省级名中医，杭州市中医院妇科主任、主任医师、博士生导师、二级教授。全国第二批名老中医药专家何少山学术经验继承人，何氏妇科流派第五代代表性传承人，全国第二批优秀中医临床人才，国家临床重点专科（中医妇科）负责人。

"要说吃人参，我算是吃得比较多的，从 32 岁到 52 岁，整整吃了 20 年，其间从没间断过。"说起吃人参，省级名中医、杭州市中医院妇科主任章勤如数家珍，从一开始的每年五根，到如今的每年一根，她总结出不少心得。夏天烧汤，她也会随手放

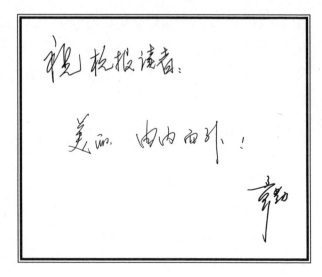

几片西洋参。更年期后阴虚，她还加上了铁皮枫斗。

作为妇科名医，章主任时常会将自己的养生理念灌输给每一位患者：懂得食养、补养、药养，保持乐观心态，病魔自然会远离你。

用黄酒冲鸡蛋温通经血

女孩子到了青春期，当妈妈的都会特别关注。国家级名中医何嘉琳也曾说过，她少女时来例假，妈妈给她吃过炖乌骨鸡。

"许多女性都有痛经的问题，精神紧张会导致经血不畅，瘀滞而痛。年轻时妈妈告诉我，女孩子来例假前的四五天，要吃性温的东西。"章勤说，来例假时，很多妈妈都会给女儿做红糖艾草炖鸡蛋吃，她外婆给她做的是黄酒冲鸡蛋，"这两个食疗方都有温通经血的效果，对于痛经的女孩子尤其有用，一旦发生痛经就赶紧吃。这么多年，我好像从没有过痛经的烦恼。"

女孩子在青春期要懂得保护自己，尤其是上体育课时。章主任说，生理期的第二、三天可以慢跑，但要避免剧烈地跑、跳，否则容易使经血倒流，变生他证。

到了结婚生孩子的年纪，女性就进入了另一个阶段。

"我生孩子坐月子的时候正好是夏季的五六月份，还是剖宫产。"章主任

自己是学医的，坐月子也就没有老底子的禁忌，"剖宫产后第二天我就下床了，自己上厕所，由于活动得早，恶露很快就没了，身体恢复得很快。产后出汗多，我就用温水擦浴，一周后就开始洗头、洗澡了。"

看网络小说排遣不良情绪

"人生没有过不去的坎。"章主任时常把这句话挂在嘴边。门诊时她时常劝慰那些不孕症患者："要正视疾病，保持乐观情绪，家人既然接纳了得了不孕症的你，你就要通过积极治疗战胜疾病，不然，家人可能接受不了和一个怨妇长期共同生活。"

面对妇科疾病，章主任有很深刻的个人体会，女性只要心胸开阔，性格开朗，很多疾病可以不药而愈。

曾有位 45 岁的女性想生二胎，备孕两年未成功，准备做试管婴儿，因卵巢储备功能下降，被不少医院婉拒，找到章主任时像祥林嫂那样喋喋不休。章主任告诉她，虽然 40 岁以后卵子质量下降，但如今高龄女性生出健康宝宝的例子也很多，所以要在战略上藐视它，战术上重视它。心情放松后，这位女患者在中药调理两个月后，自然怀上了宝宝。

如何排遣不良情绪呢？章主任说，她的方式很简单，空余时可以看看穿越、玄幻等类型的网络小说，与现实偏离得越远，越能放松心情。

人参一吃就是20年

现在已经是三伏天，平时做饭时哪怕烧个番茄蛋花汤，章主任都会习惯性地往汤里丢几片西洋参，她说，这叫食养和补养，全家人都能受益。章主任 80 多岁的父母亲也是这么做的，吃西洋参可以缓解虚火旺、手心出汗的症状。说起吃参这件事，还要追溯到 20 年前。

"我是从 32 岁那年开始吃人参的，当时生了一场大病后气虚，阳气不足，吃铁皮枫斗就拉肚子，于是就买了人参。"章主任说，头一年她就吃了五根人参，当时吃的是药店买的红参，买回家煮水喝，一根可以吃上三四天。以后只要感觉疲劳了，就再吃一根。

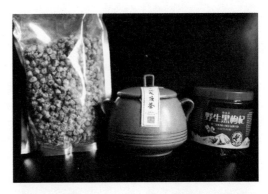

　　随着体质慢慢好起来，章主任减少了吃参的频率，只在冬天吃一根红参，夏天吃一根野山参，这一吃就吃了 20 年。如今 52 岁的章主任，只在每年冬天吃一根野山参；红参因为性热，吃了以后容易眼睛红，45 岁以后她就停了。

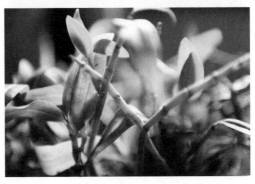

　　"5 年前开始，我进入了更年期，体质变得阴虚，我开始吃铁皮枫斗，每天两包，雷打不动。"

章勤主任有一点挺自豪：平时她从不花时间保养，也不用高档护肤品，但是生活规律，很少吃生冷、辛辣等刺激性食物，这让她看起来比同龄人年轻许多。

大咖口述

晚睡是女性的大忌

　　在我的门诊中，来看不孕症的女性最多。有 10% ~ 15% 的女性有这方面的问题，有的人怎么都怀不上，有的人一怀上就流产。有月经失调或婚后 3 ~ 6 个月没有怀孕的女性应该有所警觉，及时到医院看病。

　　从孕前开始，夫妻双方就应该戒烟戒酒，尤其是女性，晚上 11 点前必须上床睡觉。晚上 10 ~ 12 点，大脑褪黑素的分泌最旺盛，这时不睡容易引起内分泌失调。

我的作息很规律，每晚10点左右上床睡觉，最晚不超过11点，早上6点多起床。我们这一辈基本都不熬夜，体质也不错，怀孕后很少会像现在的女性那样，动不动就出血需要保胎。

　　如今患多囊卵巢综合征的女性越来越多，大部分和从小吃油炸食品、冷饮等有关。养生要主动，改善生活方式很重要，平时少去外面吃饭，自己在家食养和补养，加上医院的药养，体质才会好。

　　对于养生，我不太提倡大量运动，平时做到健康饮食就行。有子宫肌瘤的女性要少吃蜂王浆，有妇科炎症的女性别吃辣。怀孕后如果要吃燕窝，也建议在孕3个月后再吃。

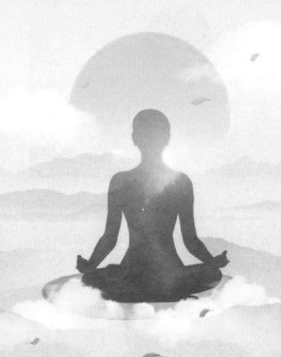

第二章

跟着名医学育儿

乌梅煮水可以敛汗，
特别推荐薏米扁豆粥

儿科专家马慧娟：宅娃度夏先把好饮食关

马慧娟

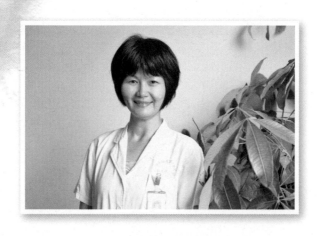

马慧娟，儿科专家，浙江省中山医院党
委书记、副院长、主任医师。

一些孩子因为放暑假而出现形形色色的健康问题。浙江省中山医院党委书记、副院长马慧娟是儿科专家，来她这里看病的孩子，很多都是小胖墩、性早熟，还有一大批吃不好、睡不着、玩不畅的孩子。

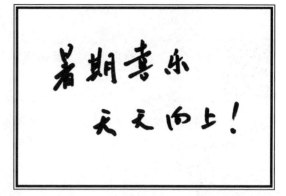

儿童究竟应当如何安然度夏呢？马书记把自己养女儿的经验分享出来。马书记的女儿今年22岁，身高1.72，长腿美女一个。从马书记的经验分享里，或许你可以学到一二。

🌀 孩子分为三种体质，夏日食粥各不相同

"一般来说，孩子分为三种体质，即平和体质、偏心肝有余体质和偏肺脾不足体质。对于不同体质的孩子，饮食上要区别对待。"马书记感叹，如今，身材匀称、脸色红润、胃口好的平和体质孩子越来越少。

"我们碰到较多的是后两种体质的孩子。一些孩子睡眠差、脾气暴躁，一有事情就大哭大闹，晚上难以入睡，平时也难以安静，大便干结，睡觉多汗，这些孩子一般都是偏心肝有余体质。而另一些孩子则是偏肺脾不足体质，表现为肺气虚、脾气虚，前者容易得呼吸系统疾病，后者容易消化不良，如便秘或便溏，面色少光泽，胃口不好，轻微活动就容易出汗。"

马书记的女儿是平和体质，她吃饭时基本不挑食，只要荤素搭配即可。"夏天孩子没有胃口，早餐食粥是个不错的选择。孩子的早餐尽量在8点前吃完，还要尽量保持和平时一样的作息时间。"

那么，不同体质的孩子，早餐应该吃什么样的粥？"对于偏心肝有余体质的孩子，我比较推荐喝绿豆粥＋1。绿豆可以清火去燥，熬成粥喝口感也很好；而这个1，则是家长可以在百合、马蹄等清热的食材中选择一味加入粥内。百合以兰州的百合为佳，带有甜味，口感更好一点。"

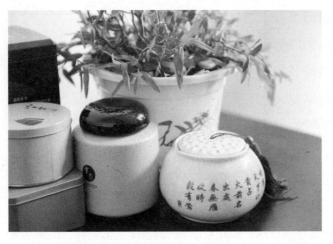

而对于偏肺脾不足体质的孩子，马书记推荐喝白粥。这款白粥不是普通的大米粥，而是指它的主食材都是白色的，如大米、白扁豆、薏米、山药，她特别推荐白扁豆这味食材。

"白扁豆味甘，性微温，有健脾化湿、利尿消肿、清肝明目的作用。以往我们对于这种白色的豆子印象不深，在超市里看到的多数是红芸豆，我建议家长可以在粥里适当加一点白扁豆，有甜糯的口感，小孩子也挺爱喝。薏米要先在水里泡四五个小时再煮。另外，如果觉得这款白粥太过寡淡，可以加点红枣，红枣有补气健脾的作用，还能调节颜色；或者加点冰糖，冰糖有补中益气和胃的作用。"

马书记在这里特别提醒，婴幼儿、学龄前期儿童应慎喝蜂蜜，许多孩子就是因为喝了太多蜂蜜而引起了性早熟。

🌀 乌梅煮水、水果泡水也能解渴

和很多中医一样，马书记家里一般不备冷饮。"吃冷饮伤脾胃，当然，在夏天女儿偶尔还是会吃一点冷饮，但她更喜欢喝水解渴。"马书记说。

但是，那种爱棒冰、爱可乐的孩子大有人在。"因为暑期在家的时间长，孩子多由爷爷奶奶、外公外婆照顾，很多老一辈人只要孩子安耽不闹，饮料管够。无节制地吃，不仅吃坏了牙齿，很多还吃坏了肚子。其实，解渴的饮料也有挺多花样的。"

马书记没少在女儿的自制饮料上花心思。"乌梅素有敛汗、生津止渴的功效，用乌梅自制茶饮也很方便。其实，生活中有一些随手可取的食材，都可以自制饮料。"

马书记随便举了几例："金银花、干荷叶，这两味中药材比较常见，都有其特殊的香气。金银花性寒味甘，气芳香，清热而不伤胃，芳香透达又可祛邪，素来是清热解毒的良药；而干荷叶，有清心火、平肝火的功效，每次只需要剪几条冲温水喝就可以了，一些小胖墩多喝点荷叶水还可以消脂减肥。"

马书记推荐家中常备柠檬、菊花、乌梅等香气明显的水果和食材，只要在水里放一点，口感就很赞。今年夏天，杭州流行喝水果茶，一个透明的玻璃杯里，放着大块色彩明媚的水果块和果汁，马书记说："这样一杯冰冰凉凉的饮料，看上去口感不错，但肯定有糖浆等添加剂，同时夏日蔬果容易坏，所以我们不建议喝这些水果茶。"

马书记建议，就地取材，在家里自制茶饮，可以取西瓜、苹果、橙子、凤梨等色彩明媚的水果，最不可缺少的是百香果，切片后，在冷水中泡半个小时，就成了一杯有颜值、好口味的水果茶，小朋友肯定蛮喜欢。

⸉ 少吃散装鸡翅，多吃莲藕花生

马书记的女儿身高 1.72，是个长腿美女，虽然这和遗传因素有关，但也与吃得健康加上运动锻炼是分不开的。

"我们家有几样食物是不进门的，那就是散装的鸡翅、鸡爪、鸡肉，黄豆和黄鳝也很少买。"马书记说，鸡鸭用快速饲料喂养现在已经不是秘密了，所以我从来不买养殖场出来的鸡鸭，尽量都选本鸡、本鸭；熟食店或超市里卖的散装鸡爪、鸭爪，我基本上不给女儿吃，这种鸡爪、鸭爪，难逃在养殖场吃快速饲料的命。

"另外，色彩特别鲜亮的番茄和黄瓜，我也从不买给女儿吃。比如番茄，因为远途运送产生的时间会导致损耗，所以农户常会提前采摘，并喷洒一些植物生长调节剂（也就是植物激素）。买番茄时可以捏捏其硬度，如果外表光鲜，但里面的果肉还是生的，那肯定有问题。反季节蔬菜也尽量少给孩子吃，因为反季节蔬菜种植成本高，有的农户为了追求产量、缩短生长周期，会使用一些植物催生激素。"

在夏季，马书记非常推荐吃莲藕、豆荚、花生，"因为块类蔬菜如莲藕、花生等大多长在地下，接触农药的可能性也就降低了。"

除了均衡饮食、不挑食之外，马书记认为，保持适量的运动和充足的睡眠对长个子很有帮助，她说："每年暑假，女儿天天坚持游泳，一口气可以游一个来回。游泳是全身运动，有拉长身高的作用。另外，打羽毛球是跳跃动作很多的运动，女儿也蛮喜欢。"

6 岁前每天做推拿，
如今 20 岁的女儿基本没生过病

小儿推拿专家许丽教你这些手法，对孩子咳嗽、发烧、便秘都有好处

大咖名片

许 丽

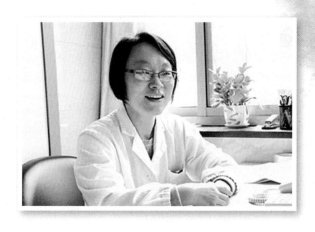

　　许丽，浙江省中山医院小儿推拿科主任、副主任中医师、副教授、硕士生导师。浙江省中医药学会推拿分会副主任委员，世界中医药学会联合会小儿推拿专业委员会常务理事，中国民族医药学会儿科分会理事。浙江省首批中青年临床名中医，浙江省"151人才工程"第三层次人才，全国第五批老中医药专家学术经验继承工作继承人，"十二五""十三五"国家级规划教材《小儿推拿学》副主编。

秋冬季节，很多儿童容易患上呼吸道疾病，表现为流鼻涕、发烧、咳嗽。"其实，刚出现症状时，用一些小儿推拿的手法，会有意想不到的效果。"浙江省中山医院副主任中医师、小儿推拿科主任许丽说。

许主任的女儿今年20岁，在她的印象中，除了得过一次化脓性扁桃体炎，女儿从小到大基本没生过什么病，身体一直棒棒的，其中的秘诀，就是小时候每天做推拿，打下了好底子。许主任的基本保健手法是摩腹和捏脊。

另外，她还介绍了几个治疗小儿便秘、腹泻以及助睡眠的手法，孩子家长看完肯定会有所收获。

对付发烧：直推天河水穴

前臂内侧的中间，从手腕到肘关节成一条直线，这就是天河水穴。孩子发烧时，可以用食指和中指直推这个穴位。

从手腕到肘关节，单方向直推，速度要达到每分钟200次以上。推的时候可以用一些介质，如矿泉水，蘸上水后在皮肤表面推，有散热作用。坚持推10分钟以上，可以看到宝贝出汗。如果体温没有降下来，可以反复推，不会损伤机体。

如果孩子的体温在38.5℃以下，精神状况尚好，可以在家做这个手法。如果高烧39℃以上，也可作为退烧的方法之一，但不能作为唯一手段，要及时到医院就诊，查明病因。

对付咳嗽：把握"三部曲"

第一步，止咳，点揉天突穴。颈部下端、胸部上端的凹陷处是天突穴，天突穴下面就是气管和食管。直接按下去，反而会引起咳嗽，所以妈妈要把手指稍微勾起来一点，轻轻点揉，一般做20次就可以了。

对小朋友来讲，点揉可能有点不舒服，毕竟是在喉咙部位，有时候孩子会拒绝。对于大一点的孩子，可以让他（她）数数，跟着他（她）的节奏，1，

2，3……做20次就可以了。有些比较敏感的孩子，点揉20次，可能会出现呕吐，那就让他（她）吐，一口痰吐出来，咳嗽就会好很多。

第二步，化痰，按揉膻中穴。这个穴位在两个乳头的正中间，可以用手指按揉一两百次，或者用拇指上下来回擦。

第三步，温肺，搓前胸后背。很多孩子，特别是一些体质比较差的孩子反复咳嗽，是因为肺功能比较虚弱，或者由受凉引起。晚上睡觉前，坐在孩子的侧面，一手放在其胸前，一手放在后背，两手相对沿着前胸和后背来回地反复搓，一直搓到其感到发热为止。

对付流鼻涕：按揉迎香穴

感冒最早出现的症状就是流鼻涕，可以用"黄蜂入洞"的手法缓解，大一点的孩子自己也可以做。

这个手法，以前是用食指和中指放在孩子的鼻孔下缘进行按揉，"黄蜂"是指手指，"入洞"就是进入鼻孔，这样做，有些妈妈和孩子会感觉不适，毕竟还在流鼻涕嘛！那么，可以稍微变通一下，把手指放在鼻翼两边，按揉50～100次，往往就能缓解流鼻涕或鼻子不通。这个手法在临床上称为按揉迎香穴。

对付便秘或腹泻：推大肠穴

许主任从事小儿推拿已经20多年了。从临床来看，过去是腹泻的孩子多，一是因为小儿先天脾胃虚弱，二是因为孩子吃得不卫生、受凉；现在城市里的父母都很在意孩子的卫生，腹泻的孩子少了，便秘的孩子却越来越多了，这一方面和环境有关，另一方面也和生活习惯有关。现在人们的生活条件好了，孩子吃得太精细，整天吃高蛋白、高热量的食物，白开水却喝得很少，所以会出现便秘。

许主任坦言，一般来说，腹泻推拿三五次就好了，但便秘是她从事小儿推拿这么多年来，治疗起来最没把握的。当然，有时候也会带来惊喜，曾有个4岁的女孩，过敏体质，胃口又特别好，大便拉得都已经肛裂了，每次都会拉出血来。妈妈带她去儿童医院看过，西药也吃了，开塞露也用了，连中药大黄都用上了（这味药主泻，一般人用了会拉得不行），却没多大效果。最后，妈妈把她带到许主任这里来做推拿，每周做3次，坚持了3个多月，便秘居然轻轻松松解决了。

"食指上有个大肠穴，同一手法不同方向的推拿，既可以管腹泻，又可以管便秘。"许主任说。

食指桡侧的线状穴是大肠穴，治腹泻时从指尖到指根直推；治便秘时则反过来，从指根到指尖直推。每次推10～30分钟就可以了，时间不要太长，如果超过30分钟，有些敏感的孩子可以从腹泻变成便秘，或者从便秘变成腹泻。

📖 日常保健：摩腹，捏脊，旋推手指

小儿推拿适合6岁以下的孩子，年龄越小推拿效果越好，特别是3岁以下的小儿；6岁以上的孩子可以配合一些成人的手法。在女儿6岁之前，许主任每天都给她做摩腹和捏脊。

摩腹蛮简单的，就是用搓热的手掌贴在孩子的肚子上按摩，顺时针方向按摩可以通便，逆时针方向按摩可以止泻。对于经常便秘或者腹泻的孩子，可以顺时针方向和逆时针方向都做一会儿，称为平补平泻，以增强孩子的胃肠功能。

捏脊，许主任给它取了个很可爱的名字——"爬蚂蚁"。其技术难度稍微高一点：用双手大拇指顶牢孩子背部的皮肤，再用食指和中指捏住。走行之前，稍微提起一点皮肤，食指和中指在前捻动，拇指在下方助推。手不要太垂直，要稍微斜一点，斜向孩子的脊柱方向。捏脊时，拇指的动作很关键，拇指必须往前推，才能保证食指和中指在前面捻动。

许主任说，女儿小时候在每次起床或睡觉前，她都要给孩子捏5～10遍，

这让孩子养成了一个习惯，捏脊后她就知道该起床了还是该睡觉了。"来我这里做推拿的孩子，做完其他手法，最后一个收尾动作就是捏脊。捏脊可以有病治病，无病防病。"

另外，她还推荐了一个旋推手指的手法。从大拇指到小拇指，分别对应人体的脾、肝、心、肺和肾。小孩子脾胃较弱，肺和肾的功能较虚，需要补，家长可以用自己的手指在孩子的大拇指、无名指、小拇指表面旋推，每个手指推 200 下左右，速度要快。

⑨ 对付睡眠不好：掐揉小天心，摩囟门

有些孩子睡眠不好，晚上经常醒来。其实，你可能不知道，手上的小天心和头顶上的囟门是小儿推拿助眠的两个重要穴位。睡前和宝宝一边讲故事，一边握着他（她）的手掐揉小天心，再摩一会儿囟门穴，既是宝贵的亲子时光，又能够帮助宝宝安然入睡。

手掌掌根部位，两块肌肉当中的凹陷处就是小天心穴，可以先掐 10 次（轻轻掐一下会留下指印），再往两侧揉 10 次，掐和揉为一组，每次做 10 组，掐和揉各做 100 次。

囟门，很多妈妈可能不知道这是个穴位，但都知道宝宝生下来之后头顶上有一块骨头没长好，是软的，有些孩子哭的时候这里还会一跳一跳的，这个部位就是囟门，他人是不可以轻易触碰的。摩囟门，就是在头顶上方按摩，每次做 3 ～ 5 分钟。

最后提醒家长，给孩子做推拿按摩，要在孩子愉快的时候进行。你可以给宝贝唱儿歌，也可以给宝贝跳舞，或者给宝贝讲故事，得让宝贝觉得很高兴，宝贝才能愉快地接受按摩。

鱼、虾、肉等高蛋白食物
吃太多容易过敏

如今过敏的人越来越多，过敏科医生汪慧英有办法

汪慧英

大咖名片

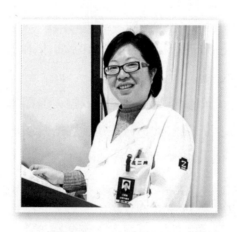

汪慧英，浙江大学医学院附属第二医院抗过敏中心副主任、主任医师、硕士生导师，中华医学会变态反应学分会青年委员，中国中西医结合学会变态反应专业委员会青年委员，浙江省医学会变态反应学分会候任主委。

不论是呼吸科、过敏科还是中医内科的医生，都有一个感觉：现在过敏的人越来越多了，特别是小孩，婴儿期表现为吃鸡蛋过敏，大一点了又出现过敏性鼻炎，到六七岁连哮喘都出来了，烦不胜烦。

我们习惯于把过敏的原因归咎于环境污染、空气不好、水质不好，但浙江大学医学院附属第二医院抗过敏中心副主任汪慧英认为，过敏的发生固然和环境污染有关，但与现代人的高蛋白饮食也有很大的关系。汪慧英的女儿今年11岁，有过敏性鼻炎，现在她让孩子减少蛋白质的摄入量，连早餐奶也停了。她自己平时也尽量吃素，因为高蛋白饮食和慢性病发病率增加明显相关，吃素三四个月后，她感觉人都轻松了许多。

"确实有很多患者在减少蛋白质摄入后，过敏症状好转了。"汪慧英说。

⑤ 戒食高蛋白食物，反复发作的荨麻疹好了

到过敏科来就诊的，主要有鼻炎、哮喘、湿疹和荨麻疹患者。"以前更多的是关注症状，进行对症用药，现在会去关注肠道免疫的问题。"汪慧英说，她最近接诊了一名8岁的小患者，不是过敏体质，也没有食物过敏史，突然全身反复出现一块一块的风团，痒得难受。每次发作时，父母就给孩子吃点抗过敏药，症状能改善很多，可一停药，身上的风团马上又发出来了。为此，全家人特别苦恼，孩子这么小，吃药总不是长久之计，有什么好办法可以彻底解决？

了解完病史，汪慧英特意问了下，孩子平时的饮食习惯是怎样的？肉吃得多不多？大便好不好？家长说，孩子正处在生长发育期，家里人特别注重营养，总是鱼啊肉啊，变着法子给孩子做。另外，孩子一直有便秘的毛病，大便比较干结。

听完后，汪慧英建议，先把高蛋白食物都停掉，就吃点米饭和新鲜蔬菜，然后又开了些调节胃肠道功能的中成药和益生菌。一开始，家长还有些将信将疑，心想，过敏和鱼肉有什么关系，但回去之后还是照着做了。

一星期以后，孩子的大便变好了，荨麻疹也没有再发。

❸ 过敏不仅与环境污染有关，而且与长期的高蛋白饮食密切相关

"现在，高蛋白饮食引起过敏的并不是个例。"汪慧英说，在接诊过敏患者时，她都会特别问一下对方的饮食习惯。她发现，很多患者都存在蛋白质摄入过多的问题，在暂时戒食高蛋白食物之后，过敏有了明显好转。

几年前，她接诊过一位 65 岁的老大爷，患慢性荨麻疹 10 多年，风一吹，全身皮肤都会长风团，痒得不行，做了食物不耐受检测，也找不到过敏原。后来在沟通中，汪慧英得知，老大爷每天要吃四个鸡蛋，于是建议他不要再吃了，结果停吃鸡蛋一个月之后，困扰他 10 多年的慢性荨麻疹就再也没有发作过。

现在，人们都有这样一个感受，身边过敏的人越来越多了，很多人说，这是因为现在环境污染严重，空气质量也不太好。汪慧英说，过敏的加剧固然和环境污染有关，但也和人们的饮食习惯、生活习惯有很大的关系。长期过度摄入蛋白质，身体无法分解，变成毒素积聚在体内，加重了身体的负担，会让原本正常的体质也变得容易过敏；而改善肠道的微环境，平衡肠道的免疫功能，能明显减少过敏的发生。

❸ 停了早餐奶，吃素三四个月后，人也变得轻松了

很多人认为，蛋白质是好东西，要多吃。事实上，现在人们的蛋白质摄入量已经大大超标，而蛋白质摄入过多与很多疾病的发生相关。20 世纪 80 年代，美国知名营养学家柯林·坎贝尔对中美两国人群的饮食结构进行对比后发现，美国人的蛋白质摄入量是中国人的 5 倍。以动物性食物为主的膳食，会导致很多慢性病，比如癌症、心脏病、骨质疏松症、糖尿病等，正因为如此，美国人的慢性病发病率要比中国人高几倍甚至十几倍。

如今，随着生活条件的改善，中国人摄入的蛋白质食物越来越多，慢性病的发病率也随之快速上升。汪慧英说，一个合理的饮食结构，碳水化合

物所提供的能量应占总能量的 60% ～ 70%，脂肪占 20% ～ 25%，蛋白质占 10% ～ 15% 就可以了，因此，日常饮食不应该以蛋白质为主导。

"我女儿今年才 11 岁，就患有过敏性鼻炎。我会经常叮嘱她，肉类等高蛋白食物少吃点，有时候她会听进去一点，有时候也管不住她的嘴。"以前，全家人每天早上会喝一杯牛奶，如今觉得蛋白质摄入量太多了，就把早餐奶也停了。

最近三四个月以来，汪慧英改吃素食了，"鱼、虾、肉类等动物蛋白基本上不吃，从豆制品中摄入一些植物蛋白就可以了。通过几个月的素食，感觉整个人都轻松了很多。"

同时，她还呼吁科里的同事多吃素，有的人赞同她的观点，去努力实践。不过还要明确一点，由于每个人的体质不同，没必要任何蛋白质都不吃，而是尽量控制，管住嘴。

除了饮食以外，过敏还与人体免疫力有很大关系，当免疫力下降的时候，人就会变得容易过敏。所以，在日常生活中要保持良好的生活习惯，早睡早起，适量运动，不过度疲劳，还要保持心情愉悦。

8个月大就开始嚼甘蔗，
苹果从小就整个啃

看牙科专家陈瑶是怎么给孩子护牙的

陈瑶

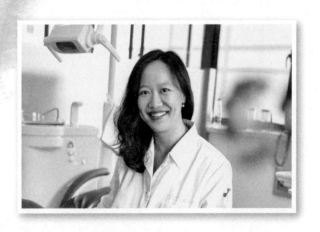

陈瑶，浙江大学医学院附属口腔医院儿童口腔科副主任医师。

"要想让孩子保持一口好牙，得在平时花功夫。"在浙江大学医学院附属口腔医院儿童口腔科，负责人陈瑶笑着露出了一口整齐的白牙。她有两个儿子，大儿子刚上小学二年级，小儿子才3周岁，两个娃的牙齿状态都不错，

祝杭报读者：

　　人人都有健康美丽的

笑容！

陈瑶

大儿子还是同学中的护牙小卫士。如何从小给孩子养出一口好牙？从陈瑶的经验分享中，或许你会得到一些启示。

🌀 孩子刷完牙，家长一定要再加工一遍

"要想让孩子保持一口好牙，是从每天早晚的刷牙开始的。从孩子萌出第一颗乳牙开始，每天定时刷牙应该成为他们的必修课，但刷的时间够不够，动作对不对，是不是每颗牙齿的界面都能刷到，这些问题，很多家长就不管了。"陈瑶说。

"刷牙必须面面俱到，以孩子的乳牙为例，12颗前牙，8颗后牙，总共20颗牙齿，按照颊、舌以及咬合面算起来，20颗牙齿一共有48面要刷，以每一面花费4秒计算，要刷好一口牙齿，起码花费3分钟以上。"陈瑶拿出牙齿模型，算给我们看。

"那么，是不是每个孩子都会一丝不苟地刷好牙呢？从门诊问询的情况来看，能够自己认真把牙齿刷完的孩子非常少。"陈瑶说。

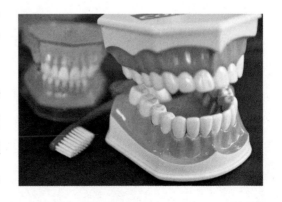

在门诊中，陈瑶碰到过不少放手让孩子自己刷牙的父母。"放手让孩子认真刷牙，这是必需的，但我认为家长必须把好最后一关——复刷和检查。"

在家里，两个孩子每天晚上的刷牙，她管得很牢。"老大在上小学前，每天晚上他会自己刷一遍牙齿，然后我再替他刷一遍；现在读小学了，改为他自己刷满 3 分钟，我隔天再替他刷一遍。"陈瑶说。

刷牙的 3 分钟说长不长，说短也不短，怎么样让这段时间变得有趣而不乏味呢？陈瑶花心思替两个儿子做了些小设计。

"老大的刷牙时间，我们给他播放唐诗诵读，现在有许多手机 APP，有唐诗的诵读赏析，听两首唐诗诵读，牙齿就刷好了。而小儿子，刷牙的这段时间最喜欢听的故事是《没有牙齿的大老虎》，边刷边给他讲，也是很温馨的亲子时间。"

对于家长来说，要检查孩子的牙齿有没有刷干净，也并非易事。

"一是看牙齿上是否还有软垢，二是看牙齿缝隙间是否还有食物残渣。刷干净的牙齿，呈现玉石的光泽。"陈瑶说。如果孩子的龋齿问题特别严重，陈瑶推荐家长在检查孩子刷牙质量时，可以用上"神器"——牙菌斑显示剂，"如果牙齿没有刷干净，它会显示特定的颜色，一目了然。"

牙具不必追求进口货，牙膏也不是必需的

事实上，蛮多患儿来看陈瑶的门诊，家长都会带货上门。"陈医生你看看，我家孩子用的牙刷、牙膏行不行？买了这么贵的牙膏、牙刷，怎么还会有蛀牙？"

现在购物渠道很多，蛮多家长在为孩子选东西时，都是只选贵的，不选对的，比如刷牙时用进口牙膏、进口牙刷。但陈瑶说："大可不必如此。牙刷要选择那种刷头小一点的儿童牙刷，并非一定要用电动牙刷，以能刷干净每颗牙齿为第一原则；牙膏则选择一般的儿童牙膏即可。"

氟化物能有效预防龋齿，那么儿童牙膏是否也应该含氟呢？陈瑶建议，江浙地区是低氟饮水区，所以需要使用含氟牙膏。但是现在部分儿童牙膏的

味道非常香甜，如香蕉味、苹果味等，有些孩子会由此而吞咽牙膏，存在潜在的氟化物中毒风险，所以家长如果能确定孩子可以用漱口清洁口腔时，就可以尝试使用含氟的防龋齿牙膏。

在陈瑶家，她的两个儿子刷牙时都不使用牙膏，"老大觉得满嘴泡沫非常奇怪，所以从小就不爱用牙膏，我也随他，因为牙膏是刷牙时的摩擦剂和增泡剂，不用牙膏，牙齿照样可以刷干净。"取而代之，陈瑶每隔半年会给大儿子的牙齿涂一次氟，以防龋齿。

⑤ 随身携带牙线，让儿子3岁就养成洁牙的好习惯

陈瑶的包里始终放着一卷牙线，这也是很多牙科医生的习惯。那么，小孩子可以用牙线吗？"当然！"陈瑶毫不犹豫地说，就算她家才3周岁的小儿子，也习惯于吃完东西，马上用牙线清洁牙齿。

"防护牙齿，防，指的是刷牙；而护，用餐过后使用牙线是不可或缺的一环。牙齿一共有五个面，即颊面、舌面和咀嚼食物的咬合面，还有与邻牙接触的近中面、远中面。前三部分刷起来相对比较容易，但和前牙、后牙相邻的面就很难刷到，即使上下刷，效果也不理想，这时就需要借助牙线。"陈瑶比较推荐使用扁平型的卷装牙线，可随身携带，既方便又安全。

在门诊中，陈瑶发现某些年龄段的儿童，其牙齿邻面间隙发生龋齿的概率远远高于别的平面，"孩子2岁半左右就可以建立起完整的乳牙列，这时牙齿与牙齿之间的间隙比较小。4岁后，随着颌骨发育增大，牙齿之间会慢慢出现缝隙，食物就容易滞留在此区域，此时若不使用牙线清洁邻面，非常容易发生龋齿。"

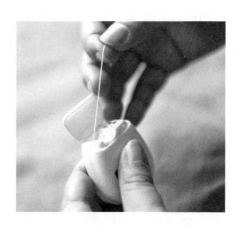

对于这点，她深有感触。2011年，陈瑶去美国研修，她想在当地安顿下来后，再接大儿子去美国。"再次见到儿

子时，让他张嘴一查，前牙间出现了数个邻间龋，一问才知道，这几个月牙线都没用。"

🐝 食物吃得硬，牙齿不会差

为什么现在生活条件越来越好了，但孩子的牙齿状况还不如我们小时候呢？

陈瑶用病例来回答——她曾经接诊过一位3周岁的小男孩，已经入幼儿园读托班了，但从来没有办法咀嚼东西，就连幼儿园的午餐也没有吃过，因为他一吃颗粒状的东西就会吐，所以都是家里人接回家吃午饭的。小男孩的乳牙萌出很慢，仅有的几颗牙齿也有龋齿。还有一个4周岁的小姑娘，居然是抱着奶瓶来看病的，因为她的满口牙齿都已经烂了，平时也很少咀嚼食物。

"现在的家长太爱孩子了。"陈瑶说。看门诊时，陈瑶都会询问孩子的饮食习惯，她发现很多孩子在家吃水果，都是家长帮忙切成许多小块后放在盘子中吃的。

"家长的这种举动，看起来像是关心孩子，实际上却在伤害孩子的牙齿。因为人的颌骨在生长发育过程中需要进行咀嚼锻炼，咀嚼坚硬的食物能帮助颌骨发育，反之则会使牙齿失去咀嚼锻炼的机会，易导致牙列不齐，颌骨发育不全。"陈瑶说。

"另外，现在孩子的零食和我们小时候迥然不同，大多数是糖果、饼干、蛋糕之类的东西，这些食物硬度低，含糖量高，黏性又强，容易黏附在牙齿表面，发酵后产生酸，侵蚀牙齿而产生龋齿。"

所以，陈瑶对于两个孩子的饮食采取粗放型管理，"孩子8个月大的时候，就开始咀嚼甘蔗条，把一小条甘蔗握在手上，模仿我们吃甘蔗；平时吃苹果，我们都是削皮之后，把整个苹果拿给他们去啃，从来没有切片这一说。"

在陈瑶家的餐桌上，芹菜、韭菜、青菜、莴苣等纤维含量高的蔬菜经常出现。到了夏季，玉米便是陈瑶家里的常客。即便吃零食，陈瑶也会给孩子们一片肉干，咬着吃。另外，腰果、开心果、核桃之类的坚果果干包在陈瑶家从不断档，孩子们一天一包，当然，吃完之后就要漱口清洁。

冬天白萝卜炖橄榄，
夏天米醋泡嫩姜

国家级名中医宣桂琪在育儿路上做减法

大咖名片

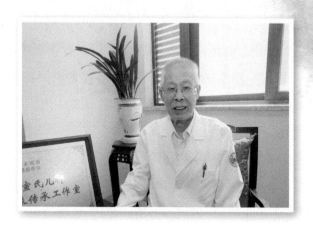

宣桂琪

宣桂琪，国家级名中医，浙江省中医院主任中医师、教授，全国中医药学术流派之一"宣氏儿科"第三代传人，宣氏儿科传承工作室负责人，全国老中医药专家学术经验继承工作指导老师，胡庆余堂名医馆坐诊医生。

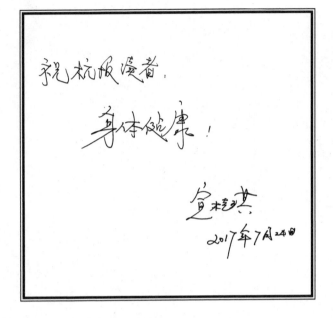

祝杭报读者，

身体健康！

宣桂琪

2017年7月24日

为人父母，在育儿的道路上总会磕磕绊绊，每一次孩子生病都像在闯关，即使是医生也不例外。

国家级名中医、浙江省中医院"宣氏儿科"第三代传人宣桂琪老先生，每周都要面对无数的患儿和家长。孩子的生长发育遇到难题，或是患上了哮喘、抽动症等，他都会向家长奉上自己的育儿经。

③ 用白萝卜橄榄汤治好了女儿的哮喘

"我只有一个女儿，但她从小就是过敏体质，有很严重的支气管哮喘，而且发作频繁，每次一发作就像我们在闯关。"宣老说，在女儿的饮食方面他特别注意，哮喘发作期间，他会让女儿忌嘴，凡是牛肉、羊肉、鸡肉、鱼、腌制品，一概不吃。

"形寒，饮冷则伤肺。"一年四季，即使到了夏天，宣老也不让孩子碰冷饮。

秋冬时节感冒高发时，宣老每天都会用白萝卜炖橄榄，"每次放 5 颗橄榄，和萝卜一起炖煮，让女儿喝汤。这道汤有清肺作用，还能抑制咽喉部位的炎症，减少因感冒而诱发哮喘的可能。"

除了女儿外，这道炖汤全家人都吃，对预防流感效果特别好。宣老说，20 世纪 50 年代，浙江省中医院还在杭州的几所小学做过预防性试验，结果表明，孩子常喝这道炖汤，对预防咽炎、感冒等疾病确实有效。"许多人在流感季节只知道用醋熏蒸可以预防流感，却不知道挥发的醋会损伤呼吸道，不妨试试这道简单的药膳。"

夏天湿气重，宣老就用米醋泡嫩姜，全家人每天都要吃上 1～2 片，这个方法虽然很简单，但对减少体内湿气有很好的作用。

"我女儿到了 10 岁，哮喘就差不多痊愈了，以后就再也没发作过。"宣老说，养生不必追求复杂，有时可以做做减法，越简单反而越有效。

⑨ 不打骂孩子，更不给孩子进补

如今卫生条件改善了，传染病减少了，孩子的生长发育却更容易出现障碍。在宣老的门诊，来看性早熟、肥胖、抽动症的孩子特别多。

"在教育上，家长们常走两个极端，或是隔代宠溺，或是严厉打骂，这样容易使孩子患上心理疾病，比如自闭、抑郁、强迫症等。"宣老说，30 年前，这样的孩子一年都碰不到一个，"老底子育儿偏重儒家思想，教育孩子要以善为本，与现在的父母只要求孩子读书好有本质的不同。"

宣老对自己的独生女儿从来不宠，经常教育她要以德为重，与人为善，如今女儿也特别有出息。

在饮食方面，宣老让孩子吃饱吃好，以素为主。早饭尽可能让女儿吃得好，吃得饱；晚饭则以素为主，很少让女儿吃荤菜。宣老说，现在有些家长不懂育儿经，盲目给孩子进补，有的甚至抱着两三岁的孩子隔三岔五来医院要求开补药，"殊不知，孩子需要调，不需要补，盲目进补反而会引起性早熟。"

⑨ 男孩发育期可以吃一次小公鸡炖三七

"现在肥胖的孩子多，偏瘦的孩子也不少。但许多瘦孩子并不是因为没的吃，而是因为吃得太多。"宣老说，孩子吃零食太多，体内微量元素失调，会导致消化不良、肠胃失和，反倒胖不起来。

宣老对女儿的零食管得很严，女儿小时候放学，只会让她吃些糕点或水果。"孩子如果在下午 4 点到晚上睡前吃大量零食，很容易因微量元素失调而导致脑功能异常，患上抽动症或多动症。所以孩子爱吃零食的习惯一定要改，尤其是油炸或膨化等高热量的零食，更不要去碰。"

平时的一日三餐，宣老建议让孩子吃得杂一些。在家里，宣老一家子常会吃粗粮，比如在煮饭的同时蒸些番薯、玉米等，与米饭掺着吃。

"有小男孩的家庭，在孩子十二三岁时，家长可以买一只小公鸡、6 克三七，将三七打碎后与小公鸡一起炖煮，让孩子吃下，以促进孩子的生长发育。"宣老说，这道菜要在春夏之交吃，只吃一次即可，但肥胖的男孩不要吃。对于女孩，宣老建议在春夏或冬天进行适当的中药调理，使其阴阳平衡。

宣老特别提醒，要想让孩子长得高，就要让孩子早睡，每天晚上 9 点半以前一定要上床，睡前不要吃零食；如果孩子总是过了 11 点才睡，生长发育就会出问题。

大咖口述

40 岁后不吃冷饮，只喝温水

养生要顺其自然。我比较瘦，从不在烈日下锻炼，平时太阳不大时，我会在小区里走上五六公里，一周走 10 次左右。

二三十岁时，我会偶尔吃点冷饮，40 岁以后，我就彻底戒掉了这个习惯，平时只喝温开水。有人说老外在冬天也喝冰水，那是因为他们的体质和我们不同，他们吃的高热量食物也比我们多。

医生的工作很忙，身体常常超负荷运转，因此 70 岁以后，我开始吃野山参，到现在已经吃了 10 年。吃参可以预防中暑，还能增强体质，每年夏天的头伏、中伏、末伏，我都要吃上两三支野山参；冬天也同样要吃两三支，用野山参炖水喝。

年轻人容易阴虚火旺，可以吃些铁皮枫斗、西洋参；年纪大的人吃这些就不够了，可适当吃一点人参。

多吃米饭等主食的孩子
不容易脾虚

一手带大小孙女的市级名中医黄金城的喂养心经

大咖名片

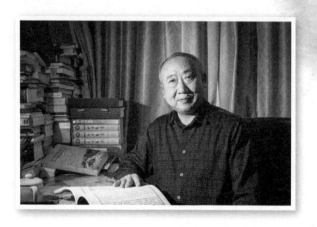

　　黄金城，市级名中医，杭州市中医院儿科主任医师、教授。

黄金城

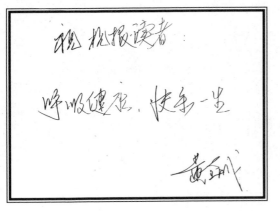

"米饭要占主食的70%，过敏的宝宝少吃生冷瓜果，零食、含糖饮料也别给孩子吃。"每次坐诊看病，市级名中医、杭州市中医院儿科主任医师黄金城都会和患儿父母交代再三。

一手带大了自己的小孙女，黄教授总结了许多心得，如何对孩子进行科学喂养，绝不是照着教科书就能学会的。

⚕ 孩子脾虚多是由于饭没吃好

民以食为天，从小喂养不当，孩子爱吃零食，不爱吃饭，脾胃自然不好。

在黄教授的专家门诊，经常能看到营养不良的孩子，他们最大的问题就是长辈太宠，导致孩子不爱吃正餐。

6岁的天天就是这样一个男孩，来到诊室后黄教授一掀开他的衣服，就看到他的整个脊柱都是弯的，还有肋骨外翻、鸡胸，说明营养不良已经导致了骨骼畸形。再一问父母，说天天平时吃不下饭，还经常发生呼吸道感染，一感冒就气喘、呕吐、腹泻，属于严重的脾虚。

"典型的喂养不当。"黄教授说，孩子自出生后到2岁，没有规范地补充维生素D与钙，从小爱吃饼干、水果等零食，米饭吃得很少，长辈的宠爱反而害了孩子，"古人说'日出而作，日落而息，日求三餐，夜求一宿'，这是有道理的，孩子的三餐喂养应该以主食为主。"

对于身边的亲朋好友，黄教授也有一句忠告经常挂在嘴边，即米饭要占孩子饮食结构的70%，脾虚的孩子更要少吃生冷瓜果，别让孩子喝任何含糖饮料。"长辈隔代宠，下午接孩子放学时，兜里总是揣着零食和水果，孩子放学后吃饱了，晚饭自然就吃不下了。其实，晚饭前保持适当的饥饿感是有必要的。另外，拼命给孩子吃水果也不对，水果糖分高，饱腹感强，也容易影响孩子的正常饮食。"

⑨ 孩子4～6个月时要抱他上餐桌

如何正确喂养？黄教授有自己的心得，家里的小孙女就是他一手带大的。

"还记得孙女 6 个月添加辅食时，我就把蛋黄煮熟，混在奶粉里喂她。"黄教授说，孙女是过敏体质，平时海鲜吃得很少，家里一般只做淡水鱼、河虾、带鱼等。为了养好孩子的脾胃，黄教授夫妻俩没少下功夫，平时基本不给孙女吃零食、饮料，三餐都以主食为主，馄饨和水饺孙女都爱吃。如今孙女已经 8 岁了，身体很好，饭量也不错。

黄教授说，喂养孩子时，有几个时间点要注意。孩子 4 个月时，要有意识地训练其吞咽和咀嚼功能，可以用杯子和勺子给孩子喝水；水果不要榨成汁，要切成大块让孩子啃；让孩子多咀嚼，牙床发育得好，肠胃功能才会好，"我看到有些 1 岁的孩子，吃饭时一口饭总是含在嘴巴里，咽不下去，就是咀嚼、吞咽功能没有训练好。"

许多成人有挑食的习惯，这与其孩童时期父母的喂养方式不当有关。

"孩子 4 ～ 6 个月时，父母应该抱他上餐桌。当孩子看到大人吃着各种菜时，他也会想吃，这时可以给孩子多尝尝味道，以诱发孩子的食欲，这样的孩子长大很少有挑食的。"黄教授说，有人认为这么小的孩子上了餐桌也吃不了什么，其实，这主要是为了诱发孩子的食欲，孩子吃下的菜能咽就咽，不能咽，哪怕嚼一嚼再吐掉也是好的。

⑨ 汗背巾和冷水洗鼻不能少

来小儿科看病的孩子，60% ～ 70% 是呼吸道感染。

"许多严重的呼吸道疾病都是由感冒引起的，感染一旦往下走，就会演变成肺炎，出现发热、咳嗽、气喘等症状。"黄教授说，尤其是这个季节，一天中的温差大于 5℃，患呼吸道感染的孩子就特别多。

为什么孩子容易感冒？黄教授说，春天户外很热，孩子经常会脱了衣服玩耍，回家以后凉下来，没能及时添衣，感冒就找上门了。还有的父母带孩子出去疯玩，孩子累了，抵抗力变差，回来就会感冒发烧。"要预防感冒，最好的办法是给孩子的后背垫上一块汗背巾，玩耍后，把汗湿的汗背巾一抽，孩子就不容易着凉了。"

除了呼吸道感染外，还有很多孩子的慢性鼻窦炎总也好不了，结果链球菌反复感染，引起咽炎、中耳炎等。

"引起鼻炎的因素有三个：遗传、感染、环境污染。平时家长要预防孩子感冒，有个办法就是冷水洗鼻。"黄教授说，我们的鼻子每分每秒都要接触空气中的细菌，平时可以用生理盐水冲洗鼻腔，也可以用冷水洗鼻。这是个最简单的土办法：取干净的小盆装一盆水，将鼻子埋到水里轻轻吸，再让吸到鼻子里的水流出来，这样就可以洗掉许多细菌；熟练后，还可以将水从鼻子吸进嘴里，再吐出来。不论是大人还是孩子，只要有鼻炎，都可以用这个方法来缓解。

❸ 湿疹宝宝别吃生冷瓜果

"在我的门诊中，来看湿疹的孩子特别多，小一点的孩子满头湿疹，大一点的孩子则演变为哮喘。"黄教授说，长湿疹的孩子属于特异性体质，与遗传、孕期保健、生活方式等有关。

许多准妈妈在怀孕期间特别爱吃高蛋白食物，肚子里的宝宝生下来后就容易过敏。另外，剖宫产的孩子没有经过妈妈产道，正常的肠道菌群建立得较晚，因此比自然分娩的孩子更容易过敏。还有一些早产儿，因为吸入羊水后得了吸入性肺炎，用抗生素治疗后又破坏了肠道菌群，也容易过敏。

"一般来说，如果湿疹不严重，父母可以不用管，等孩子长到一定的时候就会自然痊愈。"不过黄教授说，病毒感染也会引起过敏。另外，生冷瓜果也是引起过敏的原因之一，比如梨、猕猴桃、芒果、榴莲等，要少给过敏体质的孩子吃，蔬菜沙拉等更是要少碰。

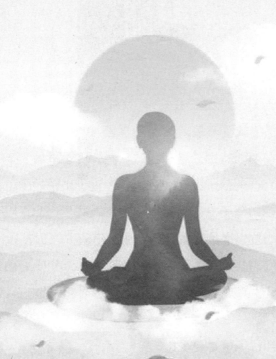

第四章

不随意，不刻意，
保持健康好习惯

呼吸科 19 位医生
没一个抽烟

如何保持肺部健康，听听呼吸科专家王真的建议

王真

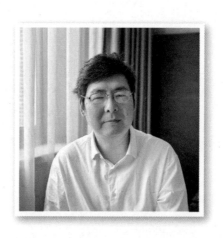

王真，浙江省中医院呼吸
科主任、主任医师、教授。

一咳嗽就吃冰糖炖梨有没有用？吸烟量减少是否有助于预防肺癌？每天早起锻炼能否增强心肺功能？如果将这些问题抛给浙江省中医院呼吸科主任王真教授，他的回答一定让你意外。

作为国家级名中医的儿子，王真受父亲的影响，

祝杭报读者

心情愉快

呼吸顺畅

王真

也很懂得养生。他所在的呼吸科里有 19 位医生，没一个抽烟的。因为从小热爱体育，王真坚持跑步已经很多年了，跑步让他少年时反复发作的肺炎也不药而愈。他说，在养生方面，他与父亲最大的不同是基本不吃保健品。

⊛ 肺癌已成呼吸科常见病

"我刚工作时，门诊中碰到的肺癌患者很少。"王真说，有些患者因为痰中带血来呼吸科就诊，经过气管镜检查发现了肿瘤，这种患者一个月也才碰到两三例。但是从 2005 年前后开始，肺癌患者越来越多见了。

"从那段时间开始，肺癌患者一下子多了起来。在呼吸科病房，肺癌患者和慢阻肺患者的数量相当，60 张床位中，有近 20 个肺癌患者。"王真说，现在呼吸科门诊平均每个月能收治 30 多个肺癌患者，肺癌已经成为呼吸系统的常见病了。"究其原因，肺癌的发生与空气污染、抽烟等有很大的关系；此外，做饭的油烟、农村里烧的柴火、不良的生活习惯、遗传、老龄化等因素，都提高了肺癌的发生率。"

在门诊中，王真常遇到六七十岁的老年肺癌患者，他们的烟龄很长、烟瘾很大，每天要抽两三包香烟。有意思的是，老人由家属带着来门诊看病时，王真一边劝患者戒烟，一边还要婉拒患者子女递上来的香烟。

"父辈大量抽烟患上肺癌，其子女也大量吸烟，这样患肺癌的概率就很大了。虽然家里出现了肺癌患者，但许多家属仍然没有戒烟的意识。"对于这类群体，王真感到很无奈。

呼吸科里的19位医生，无一人抽烟

呼吸科医生会抽烟吗？"我们科里一共有19位医生，年龄在30～50岁之间，没有一个人抽烟。"王真说，同行中有个有意思的现象，呼吸内科医生一般抽烟很少，而胸外科医生抽烟较多。

王真建议，40岁以上的人，每年应该做一次肺部低剂量螺旋CT检查。"以前体检只拍胸片，但这种方式容易漏掉早期肺癌，一旦发现就是晚期。现在我们医院职工的肺部体检已经被CT所取代，它可以发现大多数的早期肺癌。"王真说。

要想保持肺部健康，就要做到身体的整体健康。门诊中，许多患者呼吸道不舒服，一来就要求医生配抗生素，每每遇到这样的患者，王真都是拒绝的。"不要一感冒发烧就想着用消炎药，首先要看看炎症指标，如果白细胞是正常的，可能是病毒引起的，多休息，吃点中药就会好。"

每次感冒，王真都喜欢扛一扛。"我对吃药很抗拒，如果感冒症状不重，只有打喷嚏或流鼻涕，我就会多喝水，早点睡，一般几天以后就会好转。老外也一样，感冒发烧会吃些解热镇痛药对症治疗，而不是滥用抗生素。"

不过感冒后出现胸痛、浓痰、高热时要警惕，这时要去医院做个血液化验和CT，看看是否患上了肺炎。

从小跑步赶走肺炎

"我和我父亲的体质和体型都不一样。父亲很瘦，年轻时得过肾病，用中药把自己治好了，他每年都会吃些人参和虫草保养；我除了偶尔吃些铁皮枫斗外，平时更注重锻炼。"王真说，他小时候体质也很差，经常得肺炎。

小学四五年级时，因为受到体育老师的影响，他爱上了跑步。每天早上5点，王真会准时起床，跟着老师沿着西湖边跑步，连寒冬腊月也不例外。后来，他和同学们天天沿着西湖从柳浪闻莺跑到涌金门，每次要跑上2000米，这个习惯一直坚持到上大学。

"也许是天天跑步的缘故，上了初中后，我就明显感觉身体好起来了，再也没得过肺炎。上大学后，我还学过长拳和太极拳，并经常练习一直坚持到毕业以后。"王真说，医生的工作非常忙碌，这几年随着年龄的增加，他感觉身体有些发福，就自觉进行走路锻炼。

王真从不暴走，每次只走五六公里，但步子很快，通常9分钟就能走完1000米。每周，他都要出门走路三四次。因为家住良渚，空气好，平时晚上他会在家门口走。

"许多老年人喜欢在清晨四五点出门锻炼，这个习惯很不好。"王真说，冬天天气寒冷，会造成血管收缩、痉挛，这对老年人的危害很大，时有报道的老年人晨练猝死可能与此有关，建议冬天至少要等太阳出来后再出门活动。另外，早上雾霾较大，空气中尘埃很多，吸入肺里对身体不好。

大咖口述

慢性咳嗽别盲目吃川贝炖梨

在我们呼吸科，最常见的症状就是慢性咳嗽。许多人咳嗽持续2个月以上，胸片检查没有什么大毛病，但进一步深入检查后就会发现支气管哮喘、胃食管反流等问题，这类患者在我的门诊中占了60%。

慢性咳嗽患者经常陷入一些误区，比如有人动不动就要求挂盐水，还有人拼命吃川贝炖梨。其实盲目吃药或吃偏方并没有防治咳嗽的作用，首先应该查清楚咳嗽的原因。中医讲究辨证论治，要判断咳嗽是由风邪、寒邪还是热邪引起，再针对性地进行药物治疗。

如果是抽烟的患者，首先要戒烟。戒烟时不能藕断丝连，比如将每天一包烟减到半包，这么做没有意义，更不会降低肺癌的发生率。戒烟越早越好，早点戒，对身体的影响才会逐步减小。有人戒烟两三年后仍然得了肺癌，其实是由前面几十年的抽烟累积造成的。但总体来看，戒烟后患肺癌的风险是逐年减少的。

要想保养肺，不要迷信所谓的清肺食谱和保健品，关键还是要改变不良的生活习惯。

癌症的发生
与不良生活方式密切相关

抗癌专家邓清华说，这五种不良生活方式容易让癌症找上门

大咖名片

邓清华

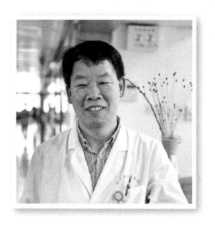

邓清华，杭州市第一人民医院集团杭州市肿瘤医院肿瘤放射治疗科主任、肿瘤放射治疗中心主任、主任医师。

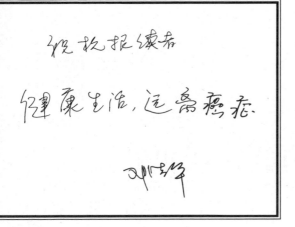

给杭报读者

健康生活，远离癌症

邓清华

"目前，至少一半的癌症是可以预防的。就算不幸患上了癌症，大部分早期甚至中期癌症患者也可以治愈。"杭州市肿瘤医院放疗科主任邓清华，在其主编的医学科普畅销书《生活方式与众病之王——癌症》中这样写道。

邓清华与癌症打了 20 多年交道，他说，癌症的发生与不良的生活方式密切相关，健康的生活方式将使癌症的发生风险降低一半。

患癌并非都是运气不好

邓清华所在的病区住着许多癌症患者，肺癌患者尤其多见。看到病区里 40 出头的青壮年肺癌患者越来越多，他感慨，不健康的生活方式是最大的问题。

"有位 59 岁的肺癌患者，从 10 多岁就开始抽烟，2003 年在体检时发现左肺有个直径四五厘米的肿块，随后被确诊为恶性程度很高的小细胞肺癌（中期）。"邓清华说，别的患者这时候都会乖乖地戒烟，唯独他住了院还照抽不误，每天至少抽一包烟。尽管抗癌治疗很成功，但 2015 年来复查时发现，他的右肺又发生了小细胞肺癌，如今剩下的时间已经不多了。

"癌症的诱因是基因突变，造成这个结果有三大因素：一是遗传，占了 5%；二是细胞分裂错误后随机突变，占了 66%；三是环境因素，比如空气、水土、生活方式等，占了 29%。"邓清华说，患癌并非都是运气不好，尤其是肺癌，80% 以上由抽烟引起。在医院里，有些人患了癌症还不愿意戒烟，这大大增加了第二原发癌的发生概率。

☺ 几十年来体检从不拍胸片

肺癌的 5 年生存率只有 13%，原因在于大多数人发现肺癌时已是晚期。邓清华建议，45～75 岁，30 年来每天要抽一包烟或 10 年来每天要抽三包烟的人，长期被动吸烟的人，常接触石棉、农药的人，患有慢阻肺的人，都要进行肺癌筛查。

"早诊断、早发现、早治疗是最好的预防办法。"不过每年体检，邓清华从来不拍胸片，"常规胸片并不能提高肺癌的检出率，不如做个低剂量螺旋 CT，可以发现 85% 的早期肺癌。"

许多单位的体检项目只有胸片而没有 CT，邓清华建议，针对肺癌高危人群，不如花 100 多元做个肺部低剂量螺旋 CT，它的辐射剂量仅为普通 CT 的 26%，但发现肺癌的敏感度是常规胸片的 4～10 倍。

"我不拍胸片，也不做甲状腺 B 超，因为我没有不良的生活方式，大家可别学我。"邓清华哈哈一笑说，但有几项肿瘤筛查一定要做：① 20 岁以上的女性，应该常规筛查宫颈癌；② 40 岁以上的女性，应该每年做一次钼靶、乳腺 B 超、乳腺磁共振检查，筛查乳腺癌；③ 40 岁以上，不论男女，每年做一次大便隐血试验，每 6 年做一次肠镜。

☺ 五种不良生活方式容易让癌症找上门

如今许多人有熬夜、暴饮暴食等不良的生活习惯，这是癌症的催化剂。邓清华说，日常生活中，防癌要注意以下五个方面：

一是吸烟。吸烟是第一大致癌因素，30% 以上的癌症与吸烟有关。

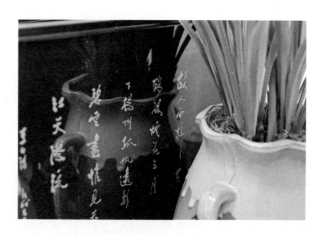

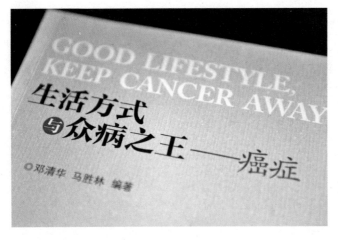

二是肥胖。肥胖与食管癌、大肠癌、子宫内膜癌、乳腺癌的发生密切相关。健康的体重指数应该保持在 22 左右，但体重太轻，特别是体重指数低于 18 的人反而容易得肺癌。

三是久坐不动。5% 的癌症与体力活动不够有关，久坐可以诱发乳腺癌，还会因为肠蠕动不够、排便不畅、体内毒素增加而患上大肠癌。

四是饮食喜荤。邓清华认为，好的饮食方式是多吃蔬菜水果，每天应该吃 250 克。有研究表明，每天增加 10 克膳食纤维，患乳腺癌的风险就会降低 4%。要少吃红肉、加工肉类（如火腿肠、香肠等），多吃鸡肉、鱼肉等白肉。喝酒与肝癌、乳腺癌、卵巢癌的发生有关，并且与乙肝病毒有协同作用，所以要少喝酒。还要保证低盐饮食，每天摄入 6 ～ 8 克食盐为宜。

五是睡眠不好。熬夜会打乱生物钟，常值夜班的女性会增加患乳腺癌的风险。晚上不睡，白天补觉是没用的。

大咖口述

喝咖啡、吃水果是我的必修课

我的生活极其规律，从上小学到现在，从来没有迟到过。我每天早上 6 点起床，7 点必定跨进医院大门，每晚 11 点上床睡觉，生活中不抽烟、不喝酒，别人都说我是个很无趣的人。

平时，我喜欢一个人散步，只要有空，就会到医院的后山上走走；休息天，我会沿着西湖走一圈，或者绕着贴沙河跑一圈。

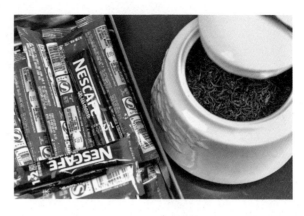

　　我可以不吃饭，但不能不吃水果。世界卫生组织要求，一个人每天要吃 5 种以上的蔬果，我一般上午吃个苹果，下午回家吃香蕉，另外，橙子、橘子、"丑八怪"等水果也是我的最爱。

　　我还喜欢喝绿茶和咖啡，这是我办公室必备的"粮食"之一。绿茶可以抑制致癌物在体内的合成；每天喝 3~6 杯咖啡，可以预防头颈癌、肝癌、大肠癌、前列腺癌、子宫内膜癌等。

　　许多人生了病就喜欢吃药，跑医院；而我从不备药，也不吃任何保健品，因为人体的修复功能很强大，大部分病不需要治疗也能自愈。儿子今年上大一，从小到大没有吃过药，也没进过医院。体质好的关键是生活规律，我和妻子都是医护人员，我们从不熬夜。儿子受我们的影响，在大学里也很自律，即使放假在家，每晚 10 点半也必定上床睡觉。

过午不食行不行？
吃得太素行不行？

胃肠外科专家孙元水：搞清了这几个肠胃问题，
就是最好的养生经

孙元水

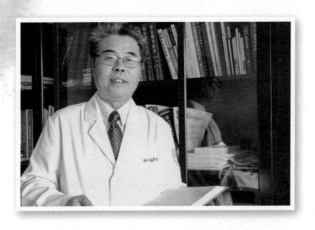

孙元水，浙江省立同德医院副院长、胃
肠胰外科主任医师、教授。

"晚上 7 点之后，就算没吃晚饭，也绝不能吃任何东西，都说太晚吃东西，容易加重肠胃负担。""荤菜吃得多，容易使血脂升高，我索性吃全素，但最近胃老不舒服。"

在浙江省立同德医院胃肠胰外科孙元水教授的门诊，像

祝亲爱读者：

做好生活加减法

养出健康好肠胃！

孙元水

这样的患者，一天能碰上好几个，此时，孙教授往往会现身说法。记者来问他养生经，他说："搞清了这几个肠胃问题，就是最好的养生经。"

膳食平衡，不走极端

"现在的人生活水平提高了，平时鱼肉不断，但吃得太好又容易得'三高'，所以不少人开始吃素，荤菜基本不碰，吃了一段时间又感觉胃很刮，这就是饮食中的两个极端。"那么，吃得太素到底行不行？

孙教授说起之前接诊的一对夫妻："这对夫妻是从江西农村来的，家里的经济条件不是很好，平常很节俭，饭桌上鱼肉等荤菜比较少，早饭吃的是咸菜粥。大家都知道吃腌制食品不好，但其实吃得太素，不吃鱼肉等荤菜对胃也不好，所以他们双双得了胃癌。"

"胃黏膜的代谢速度很快，平均四五天就代谢一层，腌制食品含亚硝酸盐比较高，后者会长期刺激胃黏膜，增加黏膜细胞突变的风险。"孙教授说。

膳食平衡，不走极端，是孙教授及其全家的饮食经。"我家几乎没有忌嘴的食材，即便是咸菜，平时炒菜时也会放一点，以提鲜吊味，猪肉、海鱼更是餐桌上的常客，红烧肉大家也挺喜欢吃。"孙教授说。他建议每日要保证七大营养素的摄入，即蛋白质、脂类、糖类、维生素、水、矿物质、膳食纤维。

"现在很多人觉得粗粮有益于健康，于是就用大量粗粮代替了主食，这

样做也会导致饮食结构不平衡，从而提高胃癌或其他消化道肿瘤的发生率。因为黏膜的修复需要蛋白质的参与，如果吃得太素，饮食中的蛋白质摄入不足，就会影响黏膜的修复。维生素对于蛋白质的代谢也有很大作用，所以我经常建议患者多喝点牛奶，多吃些新鲜蔬果，这些都是预防胃癌的好策略。"

平时看门诊的时候，孙教授总能碰到不少胃癌术后患者，他们会问："我有什么需要忌口的？是不是发物都不能吃？"孙教授对此都是持否定态度的，他说："黏膜的修复需要大量优质蛋白质，如果这类食物不能吃，那类食物也不能吃，蛋白质从何而来呢？"

所以，手术后的患者来看门诊，孙教授很重要的一项工作就是对于胃肠道修复的宣教："饮食无须忌口，尽量选择可消化的烹饪方式，少油炸即可。同时，我会建议胃出血患者或者胃肿瘤术后患者不妨吃一点阿胶。对于胃出血患者来说，阿胶以形补形，就像给胃涂了一层膜；而对于胃肿瘤术后患者来说，阿胶起到了很好的补血效果。"

过午不食并不靠谱，最好有张自己的饮食时间表

事实上，每一个健康生活守则里，都有一条内容肯定会提及——保持良好的作息习惯，按时进餐。此前有一则新闻报道，一个29岁男性，坚持5年过午不食，结果胃里长出两个大溃疡。那么，什么才叫按时进餐呢？

"现代人生活节奏这么快，哪能对一个固定的生活节奏按部就班呢？这就意味着饮食要有时间观。很多人都认为应该过午不食，以为这样就能让肠胃有休息的时间，但其实这样才是真正的损伤肠胃。"

孙教授说："饥饿时间过长，胃肠道会因为饥饿而收缩，同时胃酸会持续分泌，此时如果没有食物摄入，就会损伤胃黏膜，很容易引起消化性溃疡。不少人为了保证过午不食，在中午吃得很多，这样做也欠妥，吃多了同样会对胃肠造成伤害。"

"我早餐是在单位吃的，8点之前用餐完毕，进入工作状态；而午餐基本上在13点左右吃；晚餐大多在家吃，20点左右吃完。"按照孙教授的饮食作

息表，他每天的用餐时间都比普通人要晚 1～2 小时，但多年如一日的饮食作息规律，使他在中间的时间段并不加餐吃点心。

"这么多年，我已经习惯了这样的饮食时间，我认为这是最适合自己的饮食时间表。"孙教授笑称，平时和朋友偶尔吃个夜宵，也无伤大雅。

⑤ 家中常备消化酶，每两年做一次胃肠镜

作为一个胃肠外科方面的专家，孙教授坦言，现在我国胃肠道肿瘤的发病趋向于年轻化，与国际上高发于 70 岁以后相比，我国的胃肠道肿瘤患者相对年轻，有些在五六十岁时就已发病，甚至还有二三十岁的年轻患者。

"这无疑和国人的饮食结构有关系，但同时，高压力的生活和工作也是导致胃肠道肿瘤高发的原因，毕竟胃肠是和情绪紧密相关的器官。"孙教授说。

孙教授每周有两天是固定的骑车时间。"不拘泥于自行车的装备和车型，公共自行车也挺好，我会沿着运河骑一个小时，这也是放空心情的一种方法。"

这么多年来，孙教授的体重没有大的起伏，"前些年发现自己有点发胖，大概重了三四斤，就开始骑车锻炼了，以后多年体重一直没有变。"

孙教授家中虽然常备了消化酶片，但它能派上用场的机会并不多，"如果是单纯性的消化不良，可以服用消化酶片；但如果消化不良持续时间较久，那就一定要去医院检查以弄清病因。"

两年前，孙教授在自己的体检项目中加入了胃肠镜检查，他说："打铁还需自身硬。事实上，国外已经将胃肠镜检查作为常规体检项目，并不是等身体出现病症后再去做这一类的检查。所以，今年的体检中我也要去做胃肠镜了。"

孙教授建议，不妨将 40～45 岁作为一个基准线，进入 40 岁以后，不管是男性还是女性，都可以在体检项目中加入胃肠镜检查，这样可以对自己的身体状况有一个综合的评估。有过一次评估后，间隔 2～3 年再做一次，这样可以有效预防胃肠道肿瘤的发生。

不喝碳酸饮料，
大闸蟹再好吃也只能每次吃一个

消化内科专家李国熊说养胃那些事儿

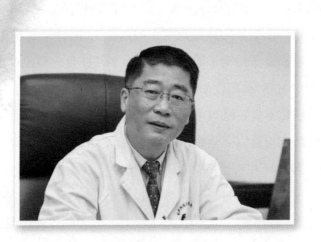

李国熊，杭州师范大学附属医院业务院长、教授、硕士生导师、主任医师。

从事临床工作 30 余年，天天提早一个小时到办公室，这是杭州师范大学附属医院业务院长李国熊教授雷打不动的习惯。

"早饭吃三片面包、一杯牛奶、一个苹果，蛮简单的，在家 15 分钟就能搞定。"约了清早的采访，李教授一早就在办公室里了，他说："要想胃肠健康，无非是八个字：动静结合，点到即止。"这八个字展开怎么说，李教授从他一天的行走步数说起。

祝杭州日报读者：
胃肠康健
生活舒心

身体动起来，肠胃才会通畅

"我喜欢走路，平时几乎不坐电梯。我走路的频次，学生基本是跟不上的。"李教授说："6 楼以下，我从来都是走上去的；6 楼以上，考虑到节省时间，偶尔会坐一下电梯；下楼时，即便是 20 楼，我也会走下去，所以，在医院里每天肯定要走 5000 步以上。"晚上回家，吃完晚饭后再走 3000 米，正好消消食。这样算来，李教授一天的步数肯定达到 10000 步。

"为什么要多走路，多运动？因为胃肠问题大多是吃出来的，食物累积在体内，不做运动，如何排解？"李教授在门诊中发现，当下的年轻人，尤其是儿童，肠易激和便秘的情况特别突出。

"年轻人经常捧着手机，久坐不动，身体抵抗力也差；而小孩子因为学业的关系经常憋着大便，一来二去，便秘以及其他消化道疾病都出来了。"李教授说。有研究表明，每天步行 30 分钟，可以促进胃肠蠕动，让粪便顺利排出体外。

"利用平时的碎片时间进行运动，不仅对肠胃有好处，而且可以提高工作效率，使人能静下心来做一件事，比如每天可以挤出两小时时间进行学习。"李教授说。

虽然主攻消化系统，但是李教授涉猎颇广，在大临床、大内科、医学人文方面，他都做了大量高质量可追溯有依据的读书笔记。"胃肠的健康和情绪息息相关。事实上，人们在专注于做某项事情的时候都会全神贯注，其他事情根本没有空去想，这样烦恼就会少许多，身体也会呈现最佳的状态。"李教授说。

🐍 要想护牙护肠胃，不喝碳酸饮料

"要说我家有什么东西不进门，那就是碳酸饮料了。"李教授笑着说。

这是为什么呢？李教授有一件印象特别深刻的事，虽然这件事已经过去有些年头了，但是至今他还记得当时的场景。

"那是春节前正常上班的最后一天，天很冷，我还在医院没走，这时候急诊值班医生给我打电话，说救护车送来一个呕血的小患者，请我到急诊去看看。我急忙赶到急诊，看到一个3岁的小患者，呕了很多鲜血。他父亲告诉我，傍晚时分，孩子突然吐血，全家都慌了神，孩子妈妈已经哭倒在地。"

"这么小的孩子出现呕血，我们首先考虑消化道问题，所以就给孩子做了急诊胃镜。当胃镜进入孩子的十二指肠位置时，我看到有一个溃疡正在出血，赶紧为他行内镜下止血。"

治疗完成后，李教授询问了一下孩子平时的饮食情况，孩子父母一把鼻涕一把眼泪地告诉他："孩子平时不肯喝白开水，只爱喝雪碧，我们也就随他。"

"其实，现在很多家长都知道可乐、雪碧之类的碳酸饮料含糖量高，会损伤牙齿；然而他们不知道，碳酸还会刺激胃液分泌，导致胃酸过多，破坏胃黏膜，这个3岁孩子的十二指肠溃疡就是这样产生的。"李教授说。

李教授说，即便是当下年轻人热衷的苏打水、气泡水，对于不少胃部消化差的人来说，喝了这些以后很有可能损伤胃肠道。如果出现胃部不适，还是要正确用药，千万不能去喝碳酸饮料。

⚙ 抽烟饮酒的男性，最好每年做一次胃镜

从事临床工作 30 余年，李教授做胃镜，素以精、准、快著称病友圈，他坦言："这几年，很多人对于做胃镜的观念有所改善，不是一听胃镜就退避三尺。有两类人群在诊疗时，我肯定会让他们做胃镜：第一类是有吸烟、饮酒史，作息不规律的人群；第二类是有家族遗传史，上了 40 岁的人群。"

事实上，饮酒的人容易得胃病已成为大家的共识，因为酒精可以直接破坏胃黏膜屏障，引起充血、水肿、糜烂，甚至出血，长此以往，很容易形成胃部溃疡，也容易导致胃癌。

"另外，对于消化系统疾病，大家都会忽视吸烟这个问题。吸烟不仅对呼吸系统有害，还会引起胃酸分泌增加，并能抑制胰腺分泌碳酸氢钠，使十二指肠酸负荷增加，从而诱发溃疡。"

"特别是烟草中的烟碱可使幽门括约肌张力降低，使胆汁易于反流，从而削弱胃、十二指肠黏膜的防御因子。"李教授举了一个例子："蛮多抽烟的年轻人都有反流性食管炎。胃食管反流表现为吃点东西，喉咙口就不舒服。部分人认为自己患有咽炎，但实际上是吸烟造成的胃食管反流。所以，吸烟者更有必要每年做一次胃镜。"

大闸蟹上市的时节，因为吃大闸蟹和月饼闹得胃肠不舒服的患者比比皆是。"螃蟹味道鲜美，营养丰富，蛋白质的含量也比猪肉、鱼肉要高数倍，维生素 B_2、维生素 A、钙、磷、铁的含量也较高，但肠胃虚弱的人还是不碰为好。另外还有月饼，即使是健康、无糖、天然的月饼，也不能放开肚子吃，特别是胃、十二指肠溃疡患者，要少吃蛋黄馅类不易消化的月饼。"

李教授说："胃液中的胃酸和胃蛋白酶能消化食物中的蛋白质，使其被身体所吸收，但每个人对蛋白质的消化能力不同，所以有的人明明胃不好，但吃了大闸蟹后也没啥不舒服；而有的人，半只大闸蟹还没吃完，就开始闹胃疼。"

李教授特别提到，他的早餐组合，即三片面包、一杯牛奶、一份水果，如果再加上一个鸡蛋，就是国际通用的营养早餐组合。因为他对于鸡蛋的消化能力较弱，所以鸡蛋吃得并不多，这正诠释了他那句"点到即止"的胃肠养生心得。

肾是充电板，
脾胃是充电器

市级名中医何红权用花茶靓汤护肾调脾胃

何红权

大咖名片

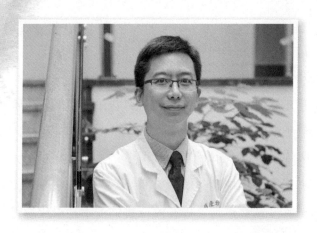

何红权，市级名中医，胡庆余堂名医馆主任中医师，师从国家级名中医王永钧。浙江中医药大学中医内科及肾病风湿免疫科专家，浙江省中医药学会肾病分会委员，浙江省中西医结合学会肾脏病专业委员会委员。

走进胡庆余堂名医馆，看到何红权，很多人的第一反应是——这个市级名中医看上去好年轻。保养有道是大家对何红权的第一印象。听说记者来问养生经，在门诊间歇，何红权已在手机上做了准备，

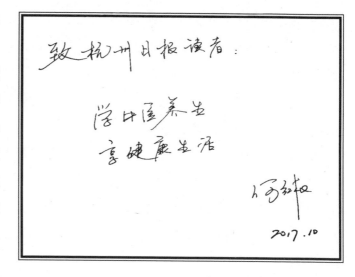

致 杭州日报读者：

学中医养生
享健康生活

何红权
2017.10

题目是"25公岁何医生的养生理念"。他笑着说："'公岁'其实是年龄的谐称，25公岁就是我今年刚好50岁。"

"药补不如食补，食补不如神补。"师从国家级名中医王永钧，市级名中医何红权是如何护肾调脾胃，保持年轻好心态的，让我们来听他说一说。

运动养生讲究因人制宜

"其实，养生是一种习惯，要注意平衡和度。当生活节奏失去平衡的时候，要学会自我调节。"何红权说。

每天早上6点起床，何红权要做半个小时到一个小时的有氧运动。"运动养生，我重点推荐太极拳、八段锦、游泳、快走或慢跑，最好是这几种方式交替进行。同时要注意把握好度，不能像弹簧那样过伸或过曲，应以自我感觉不疲劳为度。"

何红权每周会慢跑2～3次，或者沿着西湖慢走10000步，看着繁花似锦的万物生长，心情舒畅；如果有条件，他认为游泳也不错。

"游泳最好隔天游一次，每次游上30～40分钟，这样的运动量既能达到一定的锻炼效果，又不会使人过于疲惫。当然，有的朋友会担心，经常游泳会不会使人湿气太重？其实大可不必担心，因为游泳加上准备运动的时间

也就一个小时左右，就跟平时洗澡的时间差不多；另外游泳还有助于把湿气排出体外，即便是痰湿体质和湿热体质的人，也可以把游泳作为一种很好的排湿方法。"

当然，运动养生同样讲究因人制宜。何红权建议，不同体质的人，应当根据自己的体质选择最适合的运动方式。

"阴虚体质的人由于内火旺盛，易热，所以应选择凉爽的时候做运动，运动方式应以步行为主，不宜做剧烈运动；阳虚体质的人由于体阳不足，易冷，所以应在气温较高时做运动，运动方式以跑步、打球等为宜，运动量可适当大一点；气虚体质的人应选择阳气充足的晴天做运动，运动方式以太极拳、八段锦等为宜。"

❸ 每周煲汤调脾胃

在何红权的养生理念中，有一条是"肾为先天之本，脾为后天之本"。

他用手机打了个比方："如果说肾是充电板，那么年轻时充一次电可以用两三天，年纪大了就用不了多久；脾胃就像充电器，随着年龄的增长，虽然还能充满电，但使用时间会明显缩短，恢复时间会明显延长，直到充不满为止。所以要想护肾调脾胃，除了不要过度放电外，充足的睡眠也至关重要。"

那么如何调养脾胃呢？何红权说："在门诊，开药方是医生的责任；而在家里，普通人可以根据自己的体质，煲一些汤或者泡一些花茶喝，也有补肾调脾胃的功效。"

何红权自己就是一位煲汤高手，善用中药煲出靓汤。"人的体质基本分为九大类，我自己就是平和体质，偶尔会偏气虚，所以秋季我会在家煲洋参山药石斛鸭汤，茶饮也顺势成了洋参石斛枸杞茶；而到了冬季气温会更低，羊肉也上市了，当归羊肉汤一个月就会喝上几次。"

在何红权看来，秋季补肾适合多吃点鸭肉、鹅肉，人参、黄芪等补气的中药食材都可入汤。这几年，新鲜人参挺流行，就连各大电商也在售卖，何红权也没落下，买了不少鲜人参煲汤。

"鲜人参虽然没有野山参那么好的补气作用，但作为日常食补的材料还是不错的，我通常会买只本鸡，加上鲜人参、薏米、茯苓、山药，把它们一起放在电炖锅里，再加上水，用微火炖几个小时，汤头清爽，味道也不错，药味不浓，普通人都能接受。"

⚘ 持续性养生，阵发性折腾

何红权平时在胡庆余堂名医馆坐诊，他有不少老患者，时间一长，大家都熟悉了，何红权对他们的身体情况也非常清楚。

"有的患者明明两个月前已经调理得挺好，但是没隔多久又来看病了。我一搭脉，还是老毛病，生活不规律，饮食太油腻，所以我只好把他们平时生活中要注意的地方一一写下来。"

"其实，要做好平时保养，也不是林黛玉进大观园，不可多说一句话，不可多走一步路。人体就像汽车发动机那样，天天超速，总有一天会出问题；但也不能天天在城里走走停停，有时候也需要上一下高速。就像是弹簧，既不能拉伸过长，也不能压缩过短，要真正做到劳逸结合、张弛有度。"

在何红权看来，养生这件事，除了睡得好、生活规律之外，还需要对症，适合自己体质的养生之道才是最好的。

平时何红权也给女儿煲汤，他用一道大补元气汤来举例，汤料里有生晒参、黄芪、茯苓、白扁豆、薏米、枸杞子、排骨等。他说："对于普通人群来说，这汤有益气补肾、健脾利湿的功效，但如果这汤给儿童喝，不妨把生晒参改为太子参，汤头药味淡一点。"

何红权总是对患者说，要记好六字箴言：管好嘴，多动腿；还要找到一种适合自己的养生方式，贵在坚持，潜移默化，成为习惯。

每个中医都有
自己的保健茶

国家级名中医余国友用这杯茶润燥补气

大咖名片

余国友

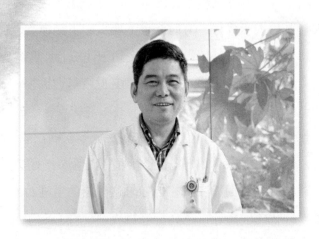

　　余国友，国家级名中医，省级名中医，
浙江大学医学院附属第一医院中医科主任、
主任医师、硕士生导师，全国第五批老中医
药专家学术经验继承工作指导老师。

见过余国友主任的人，都会有这样的印象：面色红润，面带微笑，步履轻盈，充满精气神。浙江大学医学院附属第一医院是国内著名的大型综合性医院，余国友就是这家医院的中医科主任，还是国家级名中医、省级名中医。余主任的养生之道究竟是西医

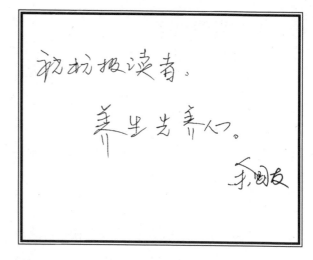

祝祝报读者。

养生先养心。

余国友

养生的大而化之，还是中医养生的治标治本，且听他道来。

给乳腺疾病患者开广场舞药方

身处国内著名的大型综合性医院，余主任接诊了很多恶性肿瘤患者。他梳理了一下这几年的患者情况，说："这些年国内的医疗水平有了很大的提高，很多恶性肿瘤已经能够治愈，患者和家属也变得相对理性。对于一些带瘤生存的患者来说，身心同治是关键，身患肿瘤并不意味着已经山穷水尽。"

余主任以乳腺疾病患者为例，"相对来说，乳腺疾病患者心思比较细腻，情绪比较压抑，所以我觉得对她们来说，广场舞是蛮灵光的药方。"

他这样分析：当患者拥有良好的心态时，机体的生理功能就处于较好的状态，有利于发挥机体的潜能，从而提高机体的免疫力；反之，如果患者意志消沉，就容易把注意力过分集中在自己的疾病上，产生焦虑不安的情绪，甚至会导致食欲不振、失眠和乏力。

"所以你们问我养生经，我认为肯定要先养心，心指的就是心态、心情。"余主任说。别看余主任开起中药方来如行云流水，他还是一位自驾游爱好者，握起方向盘来也是一把好手，"50多岁时，我们兄弟三个，自驾14天去了一趟西藏，轻轻松松。"

⑨ 别被发物吓着

事实上，采访中医大咖时，有个问题始终都绕不开。

十个肿瘤患者，十个都会问发物的问题。将这个问题抛给余主任，他笑着说："从大家公认的发物来看，几乎都是日常生活中的普通食材，其实，这些食物只要不是腐败变质的，在保证食品安全的前提下，按照《中国居民膳食指南》中的推荐量来食用，对人体都是无害的。发物这个问题，肯定是要辨证来看待。"

余主任举了两个例子："比如乳腺癌可以根据激素的受体状态分为多种类型，激素受体阳性的乳腺癌患者需要忌口，凡是富含植物雌激素的食物，如豆类、葛根、山药等，都要少吃；而激素受体阴性的乳腺癌患者就没有忌口之说。肿瘤患者可以吃一点不喂合成饲料的鸡鸭，这些都是很好的蛋白质摄入源。"

而在余主任家，除了腌制食品和烤制食品不进门外，饮食忌口并不多。但在吃鸡鸭时，他还是挺有讲究的，"以鸡为例，鸡头、鸡脖、鸡翅尖、鸡屁股，都要去掉，因为这些部位有很多淋巴结。比如，鸡脖的皮下脂肪中含有大量的淋巴结以及排毒腺体，其中就含有动物体内的毒素、饲料中的激素，多摄入肯定是对人体不利的。"

一个鸡蛋、一杯牛奶、一个苹果，都是余主任的日常营养配置。"鸭蛋我家几乎不吃，但偶尔会自制咸鸭蛋，方法挺简单的：将鸭蛋洗干净，在高度白酒里滚一滚，放入盛有饱和盐水的干净容器中，一个月后就成了流油起沙的咸鸭蛋。"

⑨ 一根棉签劝戒烟

根据2017年浙江省的癌情公布，发病第一位的恶性肿瘤依旧为肺癌。"我这里肺部肿瘤患者挺多，其中不少人是老烟枪，我常做的事情，就是劝他们戒烟或者少抽烟。大量研究表明，吸烟为肺癌的重要危险因素之一，吸烟人群的肺癌发生率远高于不吸烟人群。"余主任说。

18 年前，余主任也吸烟，但烟瘾不大，一天一包左右。说到为什么会戒烟，余主任笑着拿起了手中的一包棉签。"你知道，医生手边棉签多，那时候，我拿棉签往鼻腔里擦拭了一下，棉签居然是蜡黄色的，那都是烟油，除此之外，还有更多的有毒物质会往肺部跑，于是，我觉得一定要戒烟。"余主任戒烟挺简单，不用吃药，也不吃零食，只是在日常生活中少了吸烟的手势而已。

"一周后，我太太和孩子才反应过来，我已经把烟戒掉了。"此后，余主任看门诊时，碰到一些吸烟患者，他都会递给他们一根棉签，让他们看看自己的鼻腔，同时分享自己戒烟的经过，还真有不少患者因此而戒了烟。

西洋参泡绿茶喝了30年

每个中医都有自己的保健茶，余主任也不例外。"西洋参泡绿茶喝了30年，我觉得补气挺有用。"余主任说。中医认为，西洋参有益肺、滋阴补肾、清虚火的功效。

西洋参 10 片，绿茶 5～6 克，余主任笑称自己的这味茶是下了重料。"虽然从营养学的角度说，我这杯茶是有争议的。茶叶含有多量鞣酸，与西洋参作用相反，会破坏西洋参的有效成分，但事实上，这茶还是挺适合我的体质的，也是挺适合秋季喝的。我的睡眠时间是从晚上 11 点到次日 5 点半，睡眠质量不错。"

作为一个中西医治疗并重的专家，余主任对于自己家餐桌上的日常食物，也做了一些营养结构的调整。"作为世界上最主要的两种主食，米和面谁更好的争论一直没有停过。"余主任说。

《中国食物成分表》中的数据显示，跟同等重量的大米相比，面粉中的膳食纤维、维生素 B_1、维生素 B_2、维生素 E、钙、钾、镁、铁、硒等营养素的含量要高一些，其中，膳食纤维、维生素 B_1、维生素 E 和钙的含量是大米的两倍多。"所以，在我们家，大米和面粉类制品交替出现，起到互补的作用。比如早餐，以面粉制作的食物为主，馄饨、馒头、刀切，基本不断档；午餐就吃米饭。"

一条热毛巾是
远离干眼症的神器

眼科专家赵云娥：保护双眼，要学会仰头、闭眼、热敷

赵云娥

大咖名片

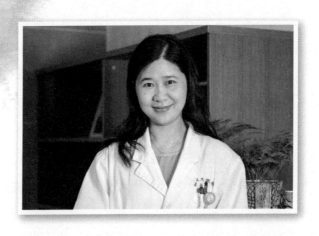

赵云娥，温州医科大学附属眼视光医院、
眼视光学院副院长、教授、硕士生导师，浙江
省眼科医院白内障专科、屈光手术中心主任。

"现在的低头族太多，我觉得更要学会仰头。"去采访浙江省眼科医院赵云娥教授时，她刚刚做完一天中的第18台眼科手术，但依旧神采奕奕，一双眼睛明亮有神。作为眼科专家，说到保护双眼，赵教授认为要做到"仰头、闭眼、热敷"这一组动作。

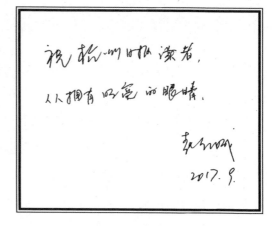

祝《杭州日报》读者，
人人拥有明亮的眼睛。
赵云娥
2017.9.

🈯 全院90%的医生都有不同程度的干眼症

"一说到眼睛有问题，大家马上就会想到近视、白内障、眼底病，但大多会忽视干眼症。"赵教授说，眼睛感觉干涩，眼珠转动吃力，看东西不能持久，一天当中视力时好时坏，这就是干眼症的典型症状。

"有一种病叫视频终端综合征，看电脑、手机时间太久，眨眼频率减少，眼睛表面泪膜的成分会发生改变，时间长了，眼睛就会有疲劳、干涩、发痒等不适感觉。"赵教授说，干眼症原本好发于五六十岁以上的人群，现在由于电子产品的普及，年轻的干眼症患者也越来越多，甚至出现了儿童干眼症患者。

有位7岁的干眼症患者球球，恰好是赵教授接诊的。"他暑假期间疯玩电子产品，每天要玩3小时以上，以至于眼睛出现了干涩症状，长此以往，完全会发展到中重度干眼症。"赵教授说，检查显示，球球的泪膜破裂时间只有2～3秒，而正常人是10秒以上，所以要接受比较长期的治疗。

"2013年，我们医院引进了全套干眼症检查治疗仪器。要知道，在4年前，大家对于睑板腺功能障碍（干眼症的一种）还是挺陌生的，所以我们让全院职工都去体验一下新仪器。结果一查，数据挺惊人，全院90%的医生都有不同程度的干眼症。"赵教授说。

❂ 每天热敷两次，学会闭眼

很多人一听干眼症，第一反应就是——在医院里进行专业治疗，治疗结束后万事大吉。

"其实我也有干眼症，但除了常规治疗外，还要在家或在办公室做几个动作，建议每个人都可以学一学。"赵教授说："平时做手术、看论文、搞科研，眼睛经常会感到干涩，这时候，我会对眼睑进行热敷。热敷可以增加眼睑局部的血液循环，使眼部刺激症状得到缓解。"

"热敷很简单，只需要毛巾一条、热水一盆。"赵教授说。"第一步，先清洁面部，可以使用温和的洗面奶或婴儿洁肤皂，轻柔地洗去睑缘的污垢，眼部的清洁是第一位的；第二步，将水温调节到 42 ～ 50℃，再放入一条干净的毛巾，而后仰头，将热毛巾拧干后敷在眼睑处 10 分钟。热敷时毛巾的温度以适手为准，千万不能太烫，但是温度不够也不会有什么效果。睑板腺脂质具有 42℃的熔点，敷完之后，就会觉得眼睛舒服了许多。"

赵教授建议，热敷一天做两次即可。"没有热敷条件的时候，我会用力闭眼几分钟，同时在空调房间里开启空气加湿器。用力闭眼可以增加泪膜脂质层的厚度，而在空调房间里开启空气加湿器可以营造湿润的环境效果，两者都可以防止泪液蒸发过快。"

❂ 户外运动要戴眼镜，睡前不刷朋友圈

作为全省眼科领域的专家，从业近 30 年，赵教授接触了大量白内障患者，不管是忧心忡忡拿着体检报告来就诊的中年人，还是由儿孙扶着来看白内障的高龄患者，在进行相关治疗后，赵教授总是少不了叮嘱一句"出门要戴太阳镜"。

"很多人觉得戴太阳镜是在耍酷，尤其是来自农村的老年患者，他们觉得戴太阳镜太过突兀。但实际上，在户外，戴太阳镜是一种好习惯。"赵教授说。

"白内障的发生，除了与年龄、遗传、慢性疾病等因素有关外，还有一

个重要原因，那就是长期照射紫外线。紫外线可造成晶状体代谢紊乱，使晶状体蛋白质变性而发生混浊，从而引起白内障。所以，我们经常会看到，老外在户外跑步时总是会戴上一副太阳镜。"赵教授说，特别是现在秋高气爽，天气虽然转凉了，但紫外线还是挺强的，就更需要戴一副太阳镜出门。

赵教授特意强调，很多朋友都有睡前刷手机的习惯，但作为眼科医生，她深知这个动作的危险性。"网上传言，晚上在黑暗中看手机会导致失明，虽然这有点危言耸听，但在特定年龄段的人群中（比如40岁以上，尤其是女性）有可能发生。在黑暗的情况下看手机，由于瞳孔扩大，可能会引起眼压升高，进而诱发闭角型青光眼。我以前接诊过一个闭角型青光眼患者，眼睛疼得想撞墙。另外，在黑暗中刷手机也可能会引起或者加重干眼症，所以要护眼，晚上脱网是必不可少的。"

⑨ 建立自己的眼部档案

"现在年轻人的眼部健康问题已经不容乐观，视网膜有裂孔的年轻患者比例非常高。"赵教授说。作为一个母亲，她对儿子的眼部健康很重视。"儿子在外地读书，他告诉我说有飞蚊症，我提着设备去给他做眼部检查，结果第一次检查就发现他的视网膜有两个裂孔，回杭州做激光修补后，过了一年再进行检查，居然又出现了三个裂孔，只能再一次进行修补。"赵教授说。

当然，不可能每个读书郎背后都站着一个当眼科医生的母亲。赵教授建议，对于用眼频率高的学生族，每年体检时除了眼科裂隙灯检查外，不妨再做一个眼部专科检查，从验光、屈光情况，到眼压、视网膜情况，都进行一次全面的检查，并建立自己的眼部档案，有利于把眼部问题扼杀在萌芽阶段。"事实上，很多人的视网膜裂孔是没有临床症状的，但发展下去就可能造成视网膜脱落，后果非常严重。"

眼部专科检查对于年长者来说就更重要了，它可以早期发现闭角型青光眼的倾向，有利于早做预防性治疗；还可以早期发现眼底黄斑部疾病，有利于监测疾病进展。总之，早发现就可以早治疗。

去健身房不如管好嘴，
常年只吃七分饱

肝病专家施军平教你远离脂肪肝

施军平

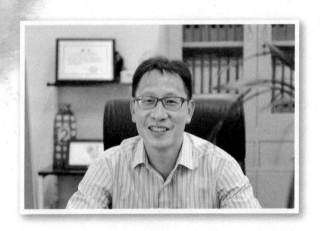

施军平，肝病专家，杭州师范大学附属医院副院长、主任医师、教授、博士生导师、临床医学博士后。

许多人不知道，脂肪肝也会导致肝硬化，快则只需三五年。更重要的是，脂肪肝还是糖尿病、高血压、冠心病等疾病的"后备军"。

肝病专家、杭州师范大学附属医院副院长施军平教授说，这么多年来，他每次体检的结果都很正常，肝脏也很健康，靠的就是良好的生活习惯。他的观点是：去健身房不如管好嘴，吃饭只吃七成饱，平时多关注自己的腰围变化。

❸ 体检查出脂肪肝，可以不当回事吗

"脂肪肝已成为体检中的第一大病。"施军平说，每年都有许多单位组织职工来医院体检，他印象最深的是一家大型集团，2000 多名职工里查出了 600 多个脂肪肝。与其他疾病不同，这些被查出脂肪肝的人，去医院肝病门诊看病的极少，"大家都觉得脂肪肝很常见，是富裕的象征，有的人并没有把它当回事。"

"脂肪肝会进展为肝硬化，快则只需三五年，慢则 20～30 年。疾病进展除了与遗传有一定关系外，更重要的是它伴随的代谢综合征。脂肪肝一旦发展到肝硬化，肝脏内的脂肪

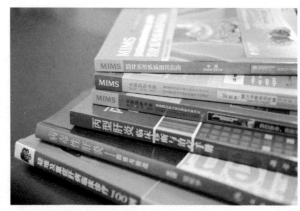

往往消失了；继发糖尿病等疾病后，人也会逐渐消瘦。"施军平说，2017年3月17日在美国发表的一篇论文指出，伴有代谢综合征的脂肪肝患者更容易发生肝硬化。更可怕的是，近10年来，美国脂肪肝患者发生肝硬化的风险增加了2.5倍。

大多数脂肪肝患者平时没有症状，不做体检很难被发现。难道因为体检查出脂肪肝很普遍，就可以不当回事吗？

"只要超声能发现的脂肪肝，都应该接受治疗，包括饮食、运动等非药物治疗、药物治疗或手术治疗。"施军平说，超过10%的肝细胞发生脂肪变性，机体就会出现糖代谢异常，如果不治疗，未来三五年，发生糖尿病等代谢性疾病的概率很高，所以脂肪肝也被称为高血压、糖尿病、冠心病等疾病的"后备军"。

餐前吃水果，吃饭七分饱

脂肪肝的治疗一定要在专业医生的评估和指导下进行，许多人盲目少吃甚至不吃，有时会适得其反。施军平举例，有的人正餐吃得很少，零食却吃得很多；有的人荤菜吃得少，其他主食却不控制。这样对控制脂肪肝都是无效的，饮食控制首先应减少总热量的摄入。

"建议每餐至少应在原来的基础上减少三分之一的量，还要适量摄入水果，但水果也并非多多益善。"施军平说，最新的研究发现，水果中的果糖比蔗糖更容易引起脂肪肝。

平时，施军平特别关注自己的腰围，只要肚子稍微大一点，他就会及时调整饮食。这么多年来的体检结果一直都很正常，正是得益于他一直坚持的习惯：吃饭只吃七分饱。

"七分饱的意思就是胃里还没有觉得满，但对食物的热情已经有所下降。这时就要放下筷子或撤走食物，并转移注意力，这样很快就会忘记吃东西的事情。最要紧的是，第二餐之前也不会提前饿。"施军平说，养成一个好的饮食习惯至少要坚持6个月。平时如果吃自助餐，他会在餐前吃一点水果，以增加自己的饱腹感，利于控制进食量。

"年纪越大越容易得脂肪肝。"施军平说，女性往往在 50 岁以后容易得脂肪肝，因此 40 岁以后就要开始控制饮食；男性也一样，不要等到出现脂肪肝了才想起控制饮食，因为减肥是件很困难的事。

◉ 肥胖患者每周运动少于3次可能有害

许多白领喜欢下了班去健身房健身，施军平并不赞同："去健身房办年卡浪费钱，大多数人很难坚持 3 个月以上。我们做过一个调查，脂肪肝患者如果能很好地遵医嘱去做运动，平均恢复时间不超过 4 个月，但是去健身房几次就可能荒废了。"

运动一定有益健康吗？施军平摇摇头说，运动对普通人来说有益健康，但对脂肪肝患者来说未必，这与运动的次数和强度有关。要使脂肪肝患者的体重明显下降，每周要运动 4 次以上，每次要持续 40 分钟以上，否则不但没效，有时还可能有害。

"因为大多数脂肪肝患者都有肥胖、心肺适应性较差等问题，运动不当可能有害。如果运动次数太少或时间太短，运动强度过大，身体会快速消耗体内储存的葡萄糖，还没来得及动员脂肪，人体就会出现饥饿感，很容易在运动后暴饮暴食，导致越减越肥。"施军平说，相比之下，最经济的方法就是管住嘴，只要严格控制饮食，脂肪肝在一个月后就可能改善。"控制体重，饮食比运动更重要。有些人总以为满足口福后可以通过运动来消耗，殊不知，消耗一个汉堡的热量需要做仰卧起坐 2185 个，慢跑 6.4 公里。"

平时，施军平除了少吃以外，还有一个原则：能走就不坐车，能站就不坐着。忙碌时没空运动，他就多站多走。以前他坐公交车上班时，会特意提前几站下车，走路 20 分钟到医院；现在开车上班了，他经常会特意找个远一点的停车位，总的原则就是将运动有意识地融入日常生活中。

⊙ 女儿留学国外，基本不吃洋快餐

如今，患上脂肪肝的儿童也越来越多。儿童脂肪肝比成人更危险，他们的脂肪肝进展很快，预后也更差。

"脂肪肝会在 30 年后转变为肝硬化，40 年后发生癌变，可以预见，二三十年后，脂肪肝导致的肝硬化和肝癌患者会越来越多。"施军平曾经接诊过一位 8 岁的小胖墩，体重 100 公斤，来医院检查时已是早期肝硬化，其罪魁祸首就是不良的饮食习惯和父母的溺爱，从小吃得太多，导致热量摄入太高。

"我从小就控制女儿的饮食，很少给她吃洋快餐，一般都在家里吃饭。"施军平说，饮食习惯都是慢慢养成的，女儿长大后也不爱吃巧克力、蛋糕等高热量食物。如今在国外读大一，也基本不吃洋快餐。

"外面有许多加工食品，如油炸、膨化食品，孩子吃了容易上瘾，且里面含有大量的有害脂肪酸，是脂肪肝的罪魁祸首。"施军平说，好的生活方式要从小开始培养，比如专心进餐，放慢速度，习惯于七成饱，多参加户外活动；如果孩子有只吃零食、不吃正餐的习惯，父母一定要注意纠正，不能过分宠溺。

江南药王——胡庆余堂中药文化

在杭州古色古香的历史文化街区河坊街，一座高达12米的封火墙显得出类拔萃，墙上"胡庆余堂国药号"七个大字浑厚道劲。享有"江南药王"美誉的胡庆余堂就坐落在这里。清同治年间，红顶商人胡雪岩在其事业鼎盛期自建而成，店名出自《周易》"积善之家，必有余庆"。

在中国的传统医药史上，老字号代代相传，但最有名的只有"两家半"。随着历史的演变，北京的同仁堂与广东的陈李济的古建筑以及老作坊行将消逝，唯独胡庆余堂穿越了140多年的动荡与沉浮，见证了岁月的峥嵘与荣枯，完好地保存着它的历史风貌，跟它传承的文化一起，成为我国第一批国家级非物质文化遗产。

古建筑群 | 艺术文化

文化发展的地域，很大程度上是文化的命脉所在，而完好的建筑保存，又实实在在地坐实了一种文化。胡庆余堂选址在大井巷吴山脚下，占地8亩，俯瞰之下宛若仙鹤，寓意"长寿"；四周筑以"神农式"封火墙，墙顶两端又以节节攀高的马头墙阻隔视野，显外不显内，以避"泄财"之嫌；高墙内侧与斜面屋脊衔接，内接大小不一的天井，呈漏斗状，以使雨水内流，九九归一。石库门坐西朝东，"庆余堂"三个大字镶嵌其上，寓意"紫气东来"。

跨过青砖角叠的石库门楼，跳入眼帘的便是"进内交易"4个镏金大字，近看字字凹进，远看个个凸出；过"鹤首"拐角拾级而上，转入"鹤颈"长廊，右壁悬挂着38块金字丸药牌，其中34块都是著名的传统中成药，如外科六神丸、胡氏避瘟丹、安宫牛黄丸、人参再造丸、小儿回春丹等，牌上标明了各药的主治功能，顾客进门一看便知道各类药材和成药的用途；在长廊的尽头，就是气势恢宏的营业大厅，上书"药局"两字，这意味着胡庆余堂继承了南宋官方制药机构——太平惠民和剂药局。当年，胡雪

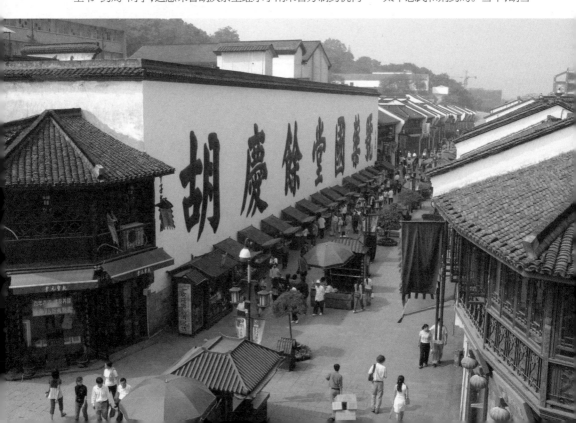

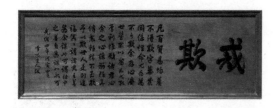

岩凭着红顶商人的特殊地位，经清政府的默许，才挂上这块全国绝无仅有的"药局"匾额。

大厅两旁高大的红木柜台，左侧为配方、参茸柜，右侧为成药柜，里壁的"百眼橱"上陈列着各种色彩殊异的瓷瓶和锡罐。名老中医坐堂门诊，俨然古风依旧，遗韵不减。"中药博物馆"由原先的制药作坊改建而成，当年作坊式的传统制药工场、生产工艺、炮制方法等都在这里得到定格和延续。

数易其主，几经变迁，胡庆余堂这座国内保存最为完好的晚清工商型古建筑群，以它独具韵味的优雅气度、别具匠心的艺术水准和悠久的历史价值，肩负起中医药文化的厚重，于1988年被列为全国重点文物保护单位，也成为目前我国行业内唯一一家"古建筑与中药文化"双双获得国家级桂冠的双国宝单位。

百年根基 | "戒欺"文化

在悠久的历史中，胡庆余堂沉淀的丰富独特的文化，可以说是中国传统商业文化之精华，也是胡庆余堂百年老店经久不衰的法宝之一，早在建店之初，"戒欺"便被奉为店训，自此奠定百年根基。

胡庆余堂以悬挂牌匾著称，其中大多朝外供顾客观赏，唯独一块挂在营业厅后，面对经理、账房间前，是给企业员工看的。这块匾就是由胡雪岩在光绪四年亲自写就的"戒欺"匾。

"戒欺"匾曰："凡百贸易均着不得欺字，药业关系性命尤为万不可欺。余存心济世，誓不以劣品弋取厚利，惟愿诸君心余之心。采办务真，修制务精，不至欺予以欺世人，是则造福冥冥……"

"采办务真，修制务精"，这"真"，指的是入药的药材一定要"真"，除了"真"，还力求"道地"。驴皮是山东濮县的好，山药、黄芪、金银花淮河流域最佳，当归、党参非川贵的不入，采购龟板去汉阳，置办人参、鹿茸得走关外。从源头上抓好药品质量，是老祖宗定下的规矩，多少年来祖祖辈辈丝毫不敢怠慢。一个"真"，换得百年的信誉，换的是代代相传的信任。

山参名贵，一克的分量就可能差上好几百块钱。为了保持干燥，最早胡庆余堂不惜成本，以石灰铺垫用以防止还潮，这在全国都是绝无仅有的。虽然如今用上了更高级的干燥设备，但百年老店秤头足、童叟无欺的好口碑，让许多老杭州买参认准了胡庆余堂这一块招牌。

胡雪岩还把"顾客乃养命之源"写入店规，教育员工把顾客当作衣食父母，为精心炼制一味"局方紫雪丹"，不惜血本请来能工巧匠，用真金白银铸成一套金铲银锅，而今，金铲银锅被列为国家一级文物，有"中华药业第一国宝"之誉。

"修合无人见，诚心有天知"——这是胡庆余堂内的一副对联，恰好也是对"戒欺"的诠释。"戒欺"文化成就了"江南药王"，更超越了中医药范畴，成为中国打造"诚信"企业的历史回响。

炮制技艺 | 传统手工艺文化

胡庆余堂初创期，收集了散落在民间的验方、秘方，研制成胡庆余堂特有的中成药。为了使口头相传的技能得以保护和传承，当时的员工用毛笔将这些"中药处方和工艺"手写成文，尊为"堂簿"。1960年，由胡庆余堂起草将中成药的传统处方和炮制工艺汇编成册，以浙江省卫生厅的名义出版，作为全省中药行业的制药规范。

中成药制作十分注重炮制，而炮制技能恰是中药之精华所在。坊间早有"炮制不严而药性不准"之说。胡庆余堂历来讲究遵古炮制，凡学徒进门头3年，必先经过学"炮制"这一关。如麻黄要去节、莲子要去心、肉桂要刮皮、五倍子要去毛等，已列为制作规矩。炮制分为修制、水制、火制和水火共制四大方法。具体来说，修制又可以分为纯净、粉碎、切制；水制可分为润、漂、水飞等；火制又有炙、烫、煅、煨之分；而水火共制又有煮、蒸、炖之异。虽然练会每个步骤不难，但要练精，每一分功夫都得实实在在地花下大把的时间。

制膏方、吊腊壳、泛丸药、切药材……这些中药制剂的传统技能，经过一代代技艺精湛的药工之手，在胡庆余堂的特定空间中，一脉相承地延续了下来。

140多年前，百姓身着长衫在此寻医；百年后，胡庆余堂依然药香扑鼻，顾客流连。以"戒欺"文化为根基，几代才俊寂寞坚守，终铸就胡庆余堂历久弥新、弥固、弥坚的金字招牌。在信念与岁月构成的坐标系上，"江南药王"画出了悠悠弧线，并不断在既定的征程上再出发，以获超越生命年轮的青春岁月。